頑固なかゆみもアトピーも1分肌活で必ずよくなる

自己的皮膚自己救！

1分鐘活化肌膚！

全球臨床與研究冠軍名醫的「救膚養肌術」，教你改變膚況、根除皮膚問題！

豊田雅彦 著

自己烘！

自己的文青

作者序
透過「肌活」，活出遠離「癢」的美好人生

現在的你，是否覺得皮膚「奇癢難耐」？

或是你身邊的家人朋友，正身陷肌膚的「奇癢無比」之中呢？

「癢」讓人長期備受煎熬、苦不堪言，針對相同的症狀，每個人的感受度也可能會不盡相同。

但是，我敢篤定地告訴各位讀者：

「無論你曾多麼難受，揮別搔癢難耐的人生，指日可待！」

前幾天我收到一封患者的來信，內容中說道：

「謝謝醫師讓我的皮膚狀況變好，這份感激光用文字是不足以表達的。幸好有您，我才能戰勝頑強的皮膚癢。」

這位病患不是特例，自從二〇〇五年敝院「URUOI 皮膚科診所」開業以來，已幫助無數病患從「痛苦的癢」中解脫，人生也產生一百八十度的轉變。

雖然肌膚的「止癢療法」因人而異，但其實還是有「人人適用且效果卓越」的改善技巧。

那就是「肌活」。

「肌活」即是「強化脆弱肌膚」的生活提案。

除此之外，它還具備**「預防過敏等肌膚問題」**、**「迅速改善現有的肌膚困擾」**、**「有效防止皺紋、斑點、鬆弛、暗沉」**等三大迎向健康美肌的顯著功效。用肌活自我治療的時間，僅短短一分鐘。所以，我由衷地希望，無論你現在是否正受肌膚問題所苦，都可以養成「肌活」的習慣。

肌膚發癢也是疼痛的一種，別讓你的人生被「癢」左右

千萬不能輕忽「癢」這件事。

也千萬別有「只不過是皮膚癢」這樣的想法。

以下我就以一位女性患者的病例來說明。

這位女性患者自有記憶以來便飽受異位性皮膚炎之苦，為期長達二十年。

為了改善肌膚紅腫、發癢的問題，她自學生時期起就習慣全身塗滿強效類固醇，然

而長期下來產生的副作用，讓她體力衰竭，甚至無法從床上起身。

但就在她接受本診所的治療之後，不到一年的時間，她身上的發癢情況便消失無蹤，肌膚也彷彿經過蛻變般煥然一新。

「總算苦盡甘來、從肌膚癢的束縛中解脫！我也結了婚、有了孩子，而這些看似『再平凡不過的幸福』，是我以前所不敢奢望的……」這位女性患者一邊說、一邊忍不住熱淚盈眶。

癢，對工作、念書都有影響

另一則案例是一位業務員，他的皮膚遍佈因發癢而抓得又紅又爛的膿瘡。周遭不乏對他感到「噁心」的嫌棄目光，這也讓他漸漸沒有勇氣面對客戶，甚至萌生「離職」的念頭。然而，就在他接受本診所的治療並實行「肌活」後，不到幾個月，皮膚狀況就好轉許多。也因此，後來他與客戶的接洽面談更加順利，他也漸漸愛上業務銷售這份工作。

此外，診所中也有因皮膚奇癢難耐而無法專注於課業的高中生，加上壓力過大、長期睡眠不足，讓皮膚發癢的狀況加劇。而在獲得**有效的治療及「肌活」帶來的效果後，**

不僅不適感快速消失，也因為能夠集中精神讀書，最後順利考取東京大學。

由上述案例可見，難纏的發癢症狀不僅會對身心狀態、人際關係與個人外表產生負面影響，甚至連學業、事業或婚姻都可能受到拖累。

世界頂尖的西洋醫學結合東洋醫學，大幅提升皮膚癢症的痊癒機率

我自日本富山醫科藥科大學（今富山大學）醫學系畢業後，同樣任職於該校附屬醫院的皮膚科。一九九四年獲邀至美國波士頓大學醫學系皮膚科學研究室留學。

一九九六年，我在美國華盛頓舉行的研究皮膚科學年度總會國際會議中，發表「色素細胞與神經連結」相關研究，獲頒最優秀研究獎。由於該學會為世界性學會，所以我在獲得此一殊榮之後受到國際醫界矚目，而這也成為我踏上研究「根治皮膚癢」之路的一個契機。

為了將這項研究的成果回饋給大眾，我回到日本，並重返大學附屬醫院任職。

皮膚科病患的最大宗就屬有「皮膚癢」困擾者，而這也是最難纏的症狀之一。但當時在日本幾乎沒有研究或專治該領域的皮膚科醫師，而且，別說是日本，就算在其他國

家，也是寥寥無幾，更沒有任何研究相關症狀的國際學會。

「現階段的生態如此，那我就自己來吧！」於是我下定決心，在大學附屬醫院皮膚科看診的同時，也埋首於皮膚癢症的研究。

最後，我發表了一份有關環孢素（Cyclosporin）的研究，也讓我於二〇〇二年再次奪得巴黎國際皮膚科學會臨床部門世界第一的個人研究獎項。

二〇〇四年，我在美國邁阿密的同一學會中，同樣以抗過敏劑與癢之相關研究，榮獲研究部門個人研究獎，這也是我第三度拿下世界第一的獎項。此外，能在國際皮膚科學會囊括「臨床」與「研究」雙部門的世界首獎，在當時更是全球首例。

我深切期盼能**「透過頂尖的醫療技術，減輕每一位患者的肌膚癢困擾」**，並持續拓展我的研究領域。

此外，我在逐步摸索、研究中發現，將西醫最新療法與擁有一五〇〇年以上歷史的漢方藥並用，在治療皮膚癢的症狀上，能發揮最佳的療效。**來診所看診的患者運用此一方法，復原效果皆十分顯著**。

後來，一傳十、十傳百，有相同困擾、登門求診的病患不斷遞增。

在我們診所，有時早上六點就會有病患開始排隊，而且，不用多久，排隊看診的隊伍便長到足以圍繞診所一圈。為了縮短患者的候診時間，我增加了人力、發放號碼牌，甚至導入用手機就能即時查詢看診進度的系統，但病患的數量龐大，依舊需要等待六小時以上。但儘管如此，多數患者還是堅持等候，所以，我也經常替病人看診至午夜。

掌握病因，就能迅速止癢

造成皮膚癢的原因相當複雜。

不只**被蟲咬**、**上妝**等因素會引起發癢，包括平常穿的**貼身衣物**、所配戴的**眼鏡**、**飾品**或使用的**洗衣精**、**髮油**等，都有可能是誘發癢症的因子。甚至，**止癢藥**越擦越癢的狀況也很常見。

此外，**糖尿病**等內臟疾病或**過敏**，也可能導致肌膚搔癢。而過敏原又可細分為**食物**、**花粉**、**溫度**、**濕度**、**光**、**黴菌**、**化學物質**等，種類繁多不及備載。

也因此，縱使症狀相同，**病因也會因患者的體質而有所差異**。

「癢」之所以會讓人覺得沒辦法根治，不外乎「未釐清真正病因」或「療程有所疏漏」。事實上，因為皮膚癢的成因眾多，所以就算是皮膚科醫師，也常做出錯誤診斷。

但是，我對自己的期許就是要堅守職責，不輕言放棄。為了查明每個「癢」背後的緣由，除了一般的貼膚測試、細菌檢查，我也會調查病患的入浴水溫與飲食習慣。層層抽絲剝繭，找出箇中原因，因為——**只要追根究底查出病因，就能有效治療近九成的症狀**，連頑固難治的異位性皮膚炎，也能讓膚況逐漸穩定。

你是否正在「傷害皮膚」呢？——檢查自己的肌活狀態

那現在，讓我們來做個簡單的小測驗，看看下列「傷害皮膚的生活習慣」，你符合了幾項？以便確認自己的「肌膚狀態」。

□泡澡都泡很久。
□淋浴水溫通常在41℃以上。
□盡可能地避免自己流汗。
□一天用肥皂洗澡超過兩次。
□很少使用保濕產品。
□長期節食。
□不吃、不擦處方藥。

以上這些都是會傷害肌膚、有礙肌膚活化的不良習慣。

我可以再次向各位保證，只要透過正確的治療與「肌活」方法，就能擁有健康穩定的美麗肌膚，並擺脫搔癢困擾。

根治、揮別肌膚的癢，不再是遙不可及的美夢。

此時此刻，若你正遭受肌膚癢之苦，不妨先參考本書第三章第一節的「緊急處理方式」；而患有嚴重發癢症狀或想改善膚質者，可以從第一章讀起。至於第二、四、五章，則可視自身情況與症狀選讀，這樣的方式，能方便各位以最快的時間，找到所需資訊。

若本書有助各位揮別肌膚的困擾、重拾健康，我將深感榮幸。

URUOI 皮膚科診所所長　豊田雅彦

◎目錄

第2章 快速舒緩你的癢與不適！異位性皮膚炎就靠這招解決！

第3章　皮膚癢的緊急處理與形成機制

第4章 頭、眼、耳、鼻、手……教你對症止癢、直搗病灶！

第5章 讓全身癢不堪言的十大疾病

啟動肌活三步驟，讓肌膚出現美麗的轉變

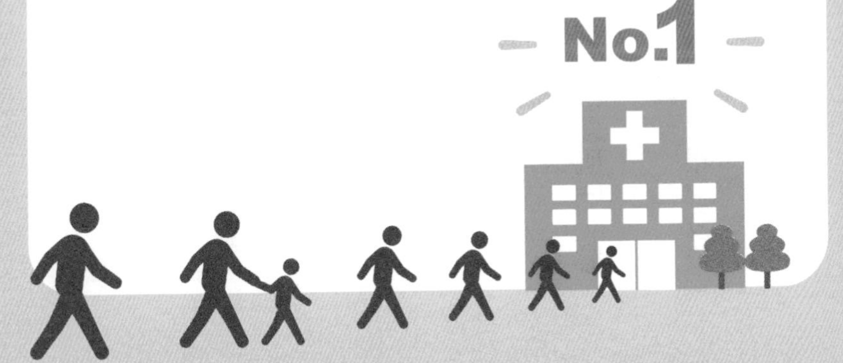

1 每個人都要知道的肌活三步驟

如何強化肌膚防禦力

「咦？皮膚已經不會癢了。」

「原本疼痛的地方，已經完全消腫了！」

如果想重拾肌膚的健康，今天起就開始執行**「肌活」**吧！

因為只要施行「肌活」、養成有效治療肌膚現況的習慣，就能改善「敏弱肌」，**徹底打造強健膚質**、**根除搔癢困擾**，**並且防範各種肌膚問題復發**。

正如同「腸活」能夠重整腸道環境、促進腸道健康，「肌活」也具有醫學根據及療效。這樣的效果，並非單純使用保養品就能達到。

眾所皆知，「腸道菌叢」在人體健康中扮演重要角色，一旦好菌被破壞、生態失衡，就容易引發過敏或免疫系統疾病。

同理，**皮膚表面也有菌叢存在，並保護我們遠離肌膚過敏、維持免疫機能**。而「肌活」的目的之一，就是維持「肌膚菌叢」生態的平衡。

「肌活」看似複雜，但其實概念非常簡單，只要做好以下三點就行：

肌活①：保持肌膚水潤（保濕）

肌活②：幫助肌膚降溫（冷卻）

肌活③：維持肌膚潔淨（清潔）

上述這三個步驟，包含塗抹、沖洗和清潔，都只需要一分鐘就能完成，不但動作容易、可以輕鬆持續，而且長期下來就能讓肌膚宛若新生。

然而，問題就出在於：這三個步驟看似平常無奇，但大多數人卻很難「徹底執行」。舉例來說，有些人會忽略**肌活①**，完全不做保濕；也有些人會過當**肌活③**，在一天之內使用肥皂清潔肌膚過多次，適得其反。所以，唯有正確執行①**保濕**、②**冷卻**、③**清潔**這三大步驟，才是讓肌活產生效果的最重要關鍵。

脆弱型肌膚的兩大類型

「脆弱型肌膚」是指對於各種內外刺激感受性都較高的肌膚。當肌膚處於容易敏感的狀態，只要一點點刺激就會引發搔癢、紅腫或其他不適。

脆弱肌又可分為兩種類型，一是「乾敏肌」，二為「敏弱肌」。

「乾敏肌」就是乾燥、容易乾癢的乾燥肌，由於皮膚長期處於「缺水」、「粗糙」的狀態，因此首重保濕。

「敏弱肌」則是容易起疹子、感到癢與刺痛的肌膚。這類型的肌膚較為纖弱，只要上化妝水即會刺痛、用刮鬍刀就會起紅疹等，都是常見狀況。所以除了保濕，還必須留意避免接觸可能誘發皮膚疹的各項刺激。

也正因為敏弱肌者對於初次接觸的藥品或美妝產品容易出現刺痛、疼痛、發癢等肌膚反應，所以更須以「肌活」來改善膚況，否則可能連洗臉或上妝都會有困難。

此外，如果你正面臨其他肌膚問題困擾，也請放心，因為只要遵循肌活原則，從今以後都能安心使用一般肥皂之類的清潔用品及美妝產品。

認識肌膚屏障與組成構造

皮膚是人體最大的器官，若將皮膚攤平，面積大概接近半坪房子的大小（約0.9×1.8公尺）。覺得驚訝嗎？——既然皮膚對我們是這樣重要，那麼，就讓我們好好面對它，一起展開肌活吧！

首先，請大家參閱第26頁的上圖，先對皮膚構造有初步的認識。整體而言，皮膚由外到內依序為「表皮」、「真皮」與「皮下組織」。

表皮是皮膚最外層也最細薄的一層組織，它能替我們抵禦紫外線、調節乾燥、保持水分，可說是身體對外界的第一層防護網。真皮則是構成皮膚的主要纖維組織，其中包含汗腺、皮脂腺及免疫細胞等。而皮下組織則主要由脂肪細胞構成，同時也遍布較粗的血管與神經。

接下來請看第26頁下圖，了解有關表皮的構造。「表皮」由外到內又分別是「皮脂膜」、「角質層」、「顆粒層」、「棘狀層」及「基底層」。

肩負著肌膚防禦重任的，就是「皮脂膜」與「角質層」，因為它們既需防止肌膚水

皮膚整體的構造

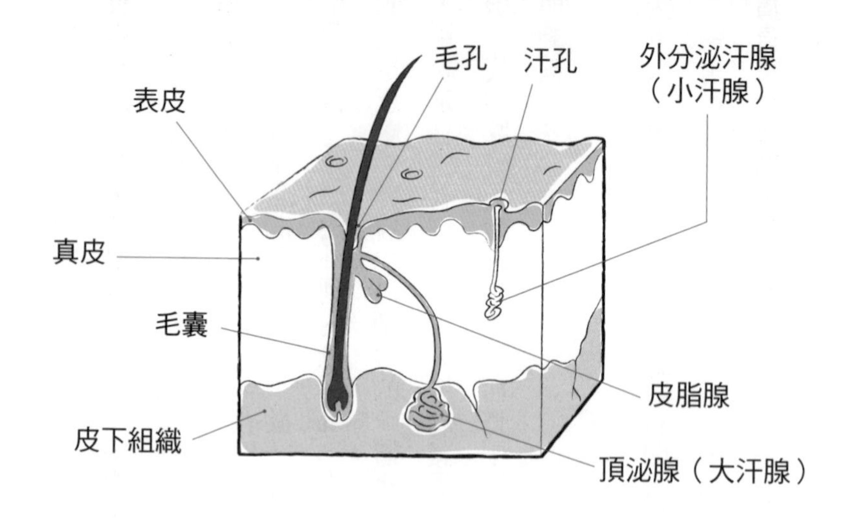

皮膚表皮的構造

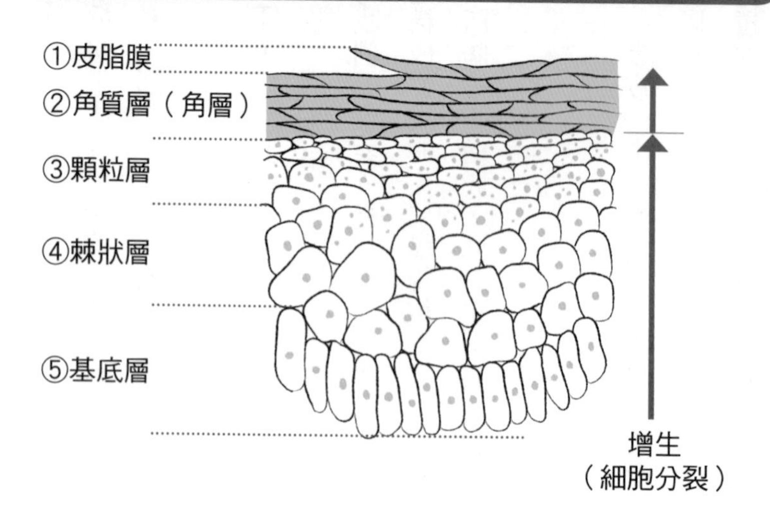

分散失、保持濕度，還得屏除細菌、灰塵與過敏原（引起過敏的物質）等來自外界的刺激侵害。

然而，皮脂膜僅由皮脂腺分泌的皮脂與汗水混合組成，加上它覆蓋在肌膚最外層，很容易在洗澡等過程中就流失。

一旦皮脂膜流失，角質層就容易跟著缺水，而肌膚水分逸散，自然就會愈顯乾燥粗糙，繼而陷入惡性循環，造成肌膚防禦力降低。如此一來，細菌與過敏原也容易從角質層間趁隙入侵，引發各種肌膚問題。

另一方面，「基底層」也會定期增生新細胞，這些新的細胞會由棘狀層、顆粒層依序往上推移，最終成為老廢的**「角質細胞」**。所謂的「角質層」，就是由這些層層相疊成鱗狀的死亡角質細胞所組成。

這些角質層中反覆交疊的壞死細胞，雖以含有**「賽洛美」**（Ceramide）的「細胞間脂質」連結，但仍很快就會以碎屑或殘垢的方式代謝出體外。

像這樣細胞形成、凋零、再生……週而復始的循環，就稱作肌膚細胞的新陳代謝（Turnover）。

細胞自形成至角質化的過程約十四天，再加上老廢角質細胞脫落的角質層代謝時間，即為肌膚表皮的新陳代謝週期。而這個週期會依不同部位與個人年齡而異，例如臉部角質層較薄，週期約十四天；後腳跟皮膚較厚，就要花上一百二十天；**二十幾歲的人，臉部肌膚代謝平均約為三十天一個循環**。年紀愈大，則代謝天數也愈長。

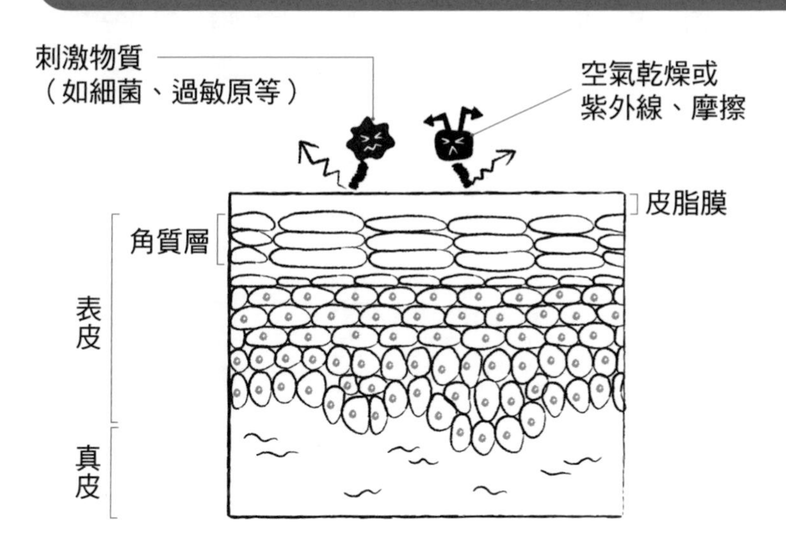
健康的肌膚
刺激物質
（如細菌、過敏原等）
空氣乾燥或
紫外線、摩擦
皮脂膜
角質層
表皮
真皮

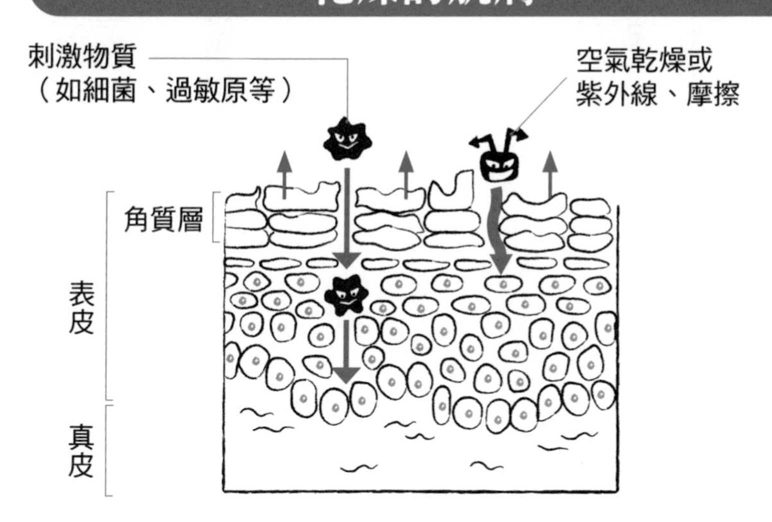
乾燥的肌膚
刺激物質
（如細菌、過敏原等）
空氣乾燥或
紫外線、摩擦
角質層
表皮
真皮

2 美麗之計在於保濕

正確擦保養品，讓保濕效果加倍

「肌活」雖然只有三大要領，但難免還是會有人覺得：「平常都那麼忙了，還要做這麼多事情，未免也太麻煩！」

如果你也有這樣的感覺，那麼，希望你至少也要謹記最重要的一點，那就是：**肌活①保濕。**

保濕是指全身都要塗上化妝水、乳液等「保濕產品」，而且用量要夠多。你可以使用「含賽洛美」的保濕產品，以便補充角質層中最重要的成分——賽洛美。

至於做好保濕的三大訣竅，簡述如下：

第一，順著肌膚紋理塗抹。這樣做的用意在於能讓保濕產品沿著紋理被吸收，而且更加均勻。

第二，洗澡後十分鐘內擦上保濕產品。因為剛洗過澡，肌膚表面的皮脂膜跟著流失，容易讓皮膚呈現乾燥的狀態。而**入浴時沖洗浸泡身體的水分，在洗澡後十分鐘就會迅速蒸發完畢**，因此，**把握這關鍵十分鐘做好保濕非常重要**。

雖然洗澡後通常會想趕快走出浴室去透透氣，但趁著水蒸氣未散，先在浴室快速擦上一層保濕用品，對皮膚來說是最好的保濕方式。

第三，擦的量要充足。**保濕產品的用量因種類而異，但基本上都需要厚厚塗上一層，好讓肌膚呈水潤、光滑的感覺**。擦完之後，可用衛生紙輕壓，若衛生紙能貼合上去，就表示用量已經足夠。

輕鬆強化你的肌膚防護網

為了讓大家更進一步了解「肌膚保濕」的重要性，接下來，我們來看看兩則最新的研究。

首先是「日本國立成育醫療研究中心」所做的異位性皮膚炎相關研究。

他們將出生未滿一週的新生兒全身塗滿保濕用品，結果發現異位性皮膚炎的發生機率降低至少**百分之三十**。

該研究中心也發現，**只要每天洗澡後做足保濕，就能明顯提升肌膚的防護能力**。

而在本院「URUOI 皮膚科診所」中，我也常提醒那些症狀較輕微的異位性皮膚炎病患，在使用含副腎皮質荷爾蒙成分的「外用類固醇」或「免疫抑制軟膏（Tacrolimus）」等藥物並獲得改善之後，只要配合做好充分的保濕動作，就能讓肌膚一直維持在健康狀態。

遠離惱人的食物過敏與「過敏進行曲」

第二項強調肌膚保濕重要性的研究，則與**食物過敏**有關。自執業以來，我已見過無數母親抱著患有異位性皮膚炎的孩子衝進診所對我說：「醫生，請幫幫我！」關於異位性皮膚炎，我會在下一章節詳述。而這裡所要先介紹的，則是特別需要注意的嬰幼兒異位性皮膚炎**「過敏進行曲**（Allergic March）」。

這是指：具有「異位性體質」的嬰幼兒，在成長過程中，會依序發作與過敏相關的各種症狀。因為發展過程就像樂曲般有階段性，故在醫學上稱作「過敏進行曲」。

而所謂的「異位性體質」就是遺傳性過敏體質。這與是否有氣喘、過敏性鼻炎、過

保濕產品的正確塗法

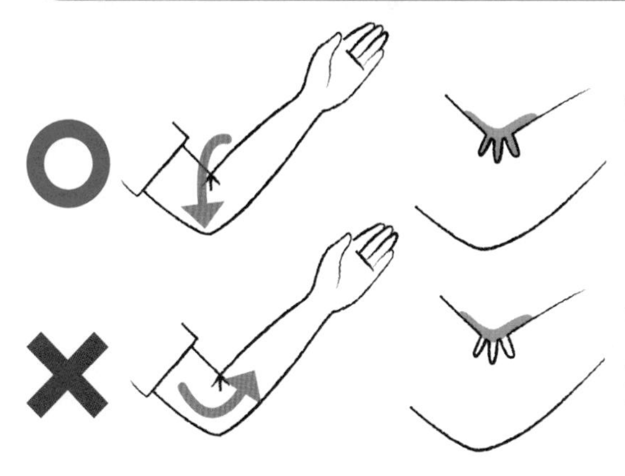

沐浴後肌膚容易乾燥的原因

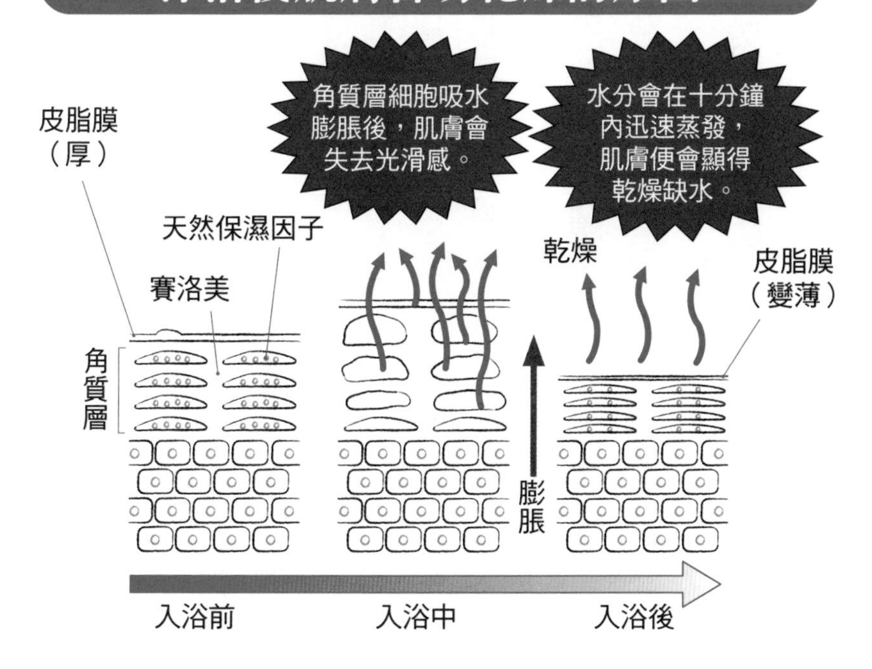

敏性結膜炎、異位性皮膚炎等家族遺傳基因及病史有關。對於具有異位性體質的人來說，當身體接觸到外在過敏原，體內就容易製造具有防禦作用且會引發過敏反應的免疫球蛋白「IgE 抗體」。

一般來說，過敏進行曲最常見的情形，就是從嬰兒時期的異位性皮膚炎和食物過敏拉開序幕，接著出現「咻、咻」的喘鳴聲，伴隨氣喘發作。到了後期，則會對花粉、灰塵等吸入性過敏原非常敏感，並誘發過敏性鼻炎、結膜炎和尋麻疹等症狀。

嬰兒時期的食物過敏成因，通常與該時期吃下肚的食物有關。

由於嬰幼兒的身體對食物的判別、選擇機制尚未發育完全，所以容易在無意間吃進致敏食物。也因此，從出生就要開始避免接觸各種容易觸發過敏的食物來源，如：雞蛋、牛奶、小麥、花生等。

不過，直到最近才出現了一種與上述說法完全相反的解釋。

那就是：從嘴巴吃進去的食物不見得會致敏，所以不需要刻意避免讓孩子接觸易敏食物。

比起食物，透過皮膚進入人體的成分，反而更容易引發過敏。

幾年前，日本曾發生一群消費者用了含有小麥成分的肥皂（水解小麥蛋白）之後引發集體小麥過敏的事件，便是一個具體的例子。

另一項英國的調查研究結果則顯示，長期使用含花生油成分的乳液，將大幅提升孩子對花生過敏的機率。

「明明從食物攝取的量比較多，然而，擦在身體上的東西，卻可能對健康造成更大影響！」關於這個事實，的確出人意料之外。

有害物質經皮膚吸收、進入體內所引起過敏的現象，就叫做「經皮毒」。**要避免前述的「過敏進行曲」，就必須特別留意經皮毒現象**。

而具體作法，就是讓肌膚的防禦機能維持穩定。因為一旦肌膚防禦能力下滑，就容易產生經皮毒作用。

前面「日本國立成育醫療研究中心」所做的研究曾提到：「當新生兒全身做好充分保濕，異位性皮膚炎發生機率就能降低三成以上。」

所以，若自出生就替肌膚做足保濕、維持肌膚正常的屏障功能，便能遠離經皮毒作用，預防過敏進行曲。

絕對嚴禁「零保濕」

「除了擦藥，更要記得做好保濕。」我們診所大部分的患者，都可以理解「肌活基本功就是保濕」的概念。

但仍會有患者問我：「也有醫生建議採取『零保濕』，就是不要做任何保養動作。到底哪種方法才是正確的呢？」

就結果而言，「零保濕」絕不可行。因為只要忽略保濕，膚況絕對會惡化。影響肌膚屏障機能與保濕能力的三大要素，包括：**「皮脂」**、**「賽洛美」**，以及**「天然保濕因子NMF（National Moisturizing Factor）」**。

皮脂就是皮脂腺所分泌的物質，會與汗水混合形成皮脂膜。

賽洛美則是角質細胞之間的保濕物質。

至於天然保濕因子則位於角質細胞，具有吸收水分的「吸水性」與留住水分的「鎖水性」兩種特性。

之所以會有些人建議不做保濕，是因為他們主張保濕產品會使天然保濕因子與賽洛美的保濕能力衰退，甚至致使皮膚產生「依賴性」，也就是「只要沒做保濕，皮膚就會變乾」的狀況。

但實際上，想透過零保濕來提升肌膚原有的保濕力，效果微乎其微。**因為天然保濕因子與賽洛美的作用，其實是受遺傳或自律神經等先天體質條件所控制的。**換言之，不替肌膚補水，還想藉此提升肌膚保濕能力，根本就不可能。

此外，像**異位性皮膚炎這種乾燥缺水的肌膚，如果再不做任何保濕或舒緩，只會陷入「又乾又癢→搔抓摳出傷口→更難根治」的惡性循環**。

所以，想治好讓人搔癢難耐的異位性皮膚炎，除了藥物，最不可或缺的就是：**能有效強化肌膚的保濕習慣**。

3 健康流汗，讓肌膚容光煥發

用流汗幫肌膚解熱，有效解決三大問題

「肌活②替肌膚降溫（冷卻）」這個步驟也與保濕密不可分。

但，為什麼肌膚內部需要特別降溫呢？

大家應該不陌生：發癢的肌膚多半呈現泛紅狀態，對吧？

肌膚泛紅，就是肌膚正在「發熱」的現象；而發熱代表皮膚正處於發炎狀態，伴隨而來的症狀就是搔癢難耐。由此可知，**只要讓肌膚冷卻，就能舒緩發炎、搔癢與紅腫的問題**。下面我們來看一個例子。

一位異位性皮膚炎患者的皮膚發炎、呈現發熱現象。

這表示皮膚內部正處於灼熱的狀態。如果肌膚持續乾燥、缺水，熱氣就會一直悶在

皮膚裡。但若這時給予充分的補水保濕，那麼，悶在肌底的熱就能被蒸散排出體外，不但能替肌膚解熱，還具止癢效果。正如同受潮的紙張起不了火，水潤的肌膚也不容易引起發炎。此外，維持肌膚潤澤，也有助外用藥滲透至肌膚底層，好處多多。

所以，我認為，**異位性皮膚炎患者首要應以「保濕」來維持理想的肌膚狀態**。只要實行肌活強化保濕，就能穩定膚況，而這也正是改善皮膚疾病、讓肌膚更加健康美麗的基本方針。

流汗後保持清潔，是美肌的祕訣

我常告訴我的病人「要多流『好汗』喔！」因為**流對汗，對肌活的效果也有很大助益**。但有些異位性皮膚炎患者會跟我訴苦：「擠電車時全身狂冒汗，讓人渾身不舒服，皮膚也跟著癢起來！但車廂裡擠得要命，想抓也沒辦法……」。

的確，因為壓力逼出的「黏膩壞汗」與運動後流完的「清爽好汗」，是截然不同的兩種汗。至於究竟如何才能多流後者這種「乾爽、潔淨的好汗」，亦正是美肌的關鍵所在。

人的汗水大致可分為兩種，一種是出於精神壓力的濕黏「壞汗」，例如冷汗、含有脂肪的油汗、手汗等。另一種則是在運動或入浴後，體溫上升、體內循環加速所排出的清爽又不黏膩「好汗」。

這兩種汗的成分與pH值（標示液體酸鹼性的單位，中性為7）完全不同。好的汗水pH值會超過9，接近肥皂的弱酸性，99％的成分是水分，且具良好的洗淨效果，汗水本身也不會造成搔癢。

由於汗水蒸發時，會一併帶走熱能、降低體溫，所以「好汗」對於肌膚來說有三大功用。首先是**保濕**，因為汗水能滋潤肌膚表層；其次是**強化防護**，因為當汗水與皮脂混合形成皮脂膜，便可有效抵擋細菌或過敏原侵害人體。

最後一點，就是**「肌活③維持肌膚潔淨（清潔）」**的作用，也就是好汗能帶走肌膚表面的污垢。不過，**流汗後切記要儘速清潔**，因為健康的肌膚呈弱酸性，當pH值過高的汗水長時間覆蓋在肌膚上，會破壞原有的菌叢生態。

此外，擱置的汗液也是細菌絕佳的養分來源，以金黃色葡萄球菌為例，它是存在於人體各部位的正常菌叢，但當它大量增生時，便有害人體，讓原本健康無恙的人，也變得容易感染食物中毒、肺炎、腸胃發炎或引起化膿感染等。

「肌活③維持肌膚潔淨（清潔）」的關鍵，就在於能否常保持肌膚清爽潔淨。例如出汗後立刻沖澡、用水清潔容易發炎的部位並換上乾淨的衣物等。

建議不妨在日常生活中培養能微微出汗的運動習慣，以便促進排出好汗，進而加速新陳代謝、使皮脂自然分泌，並讓汗水所形成的皮脂膜達到保護肌膚、提升肌膚滋潤度的功效。

若是不常排汗，體溫或肌膚溫度容易上升，不僅會加劇發炎狀態，也容易導致肌膚乾燥、引起細菌感染，讓經皮毒有機可乘。

所以，善用保濕產品固然重要，但若整天待在冷暖氣房又缺乏活動、**完全不流汗，再怎麼保濕也沒辦法提升皮膚的狀況**。

你所不知道的「好汗」

異位性皮膚炎患者的排汗量通常比一般人少，因此，也讓累積在皮膚裡的悶熱更難排出體外。

排汗量少的原因之一，就是患者往往擔心流汗會觸發皮膚搔癢，而且存在著「汗水會使異位性皮膚炎惡化」這樣錯誤的觀念，所以不太敢運動。我希望能將這樣的認知導正，並讓患者了解：**汗流得不夠，才會讓症狀更加嚴重**。

患者排汗量較少的第二個原因，則在於自律神經，尤其是交感神經紊亂，導致排汗機能低下。換句話說，若能**加強排汗機能，便可望改善異位性皮膚炎**。此外，皮膚炎會使肌膚的防禦機能受損、角質缺水。此外，角質的含水量也會隨著排汗減少而低下。

另一項最近的研究則證實，**部分保濕產品能有效促進人體靜止未活動時的「基礎排汗量」**。可見充分使用保濕產品的目的，除了增進排汗機能，還能讓角質層的保水量回復正常。

不用一忍再忍！享受人生同時揮別肌膚困擾

受異位性皮膚炎所苦的人，除了會為避免流汗而不敢運動之外，日常生活中也常被諸多限制束縛。

例如「皮膚發炎不能吃含小麥、米、豆類的東西，肉類和油膩的食物也不准碰」。但這樣的飲食生活，有誰能忍受？除了選擇食物受限，「塵蟎等室內過敏原」、「毛毯和窗簾」、「寵物或植栽」等，也都要盡量避開。

然而，我們並不是住在無菌室裡面，也無法終其一生足不出戶。說得誇張一點，大概也只有住進棺材才能實現這種「完全純淨」的生活。

相信各位也認為：能盡情大快朵頤、每天都有寵物或療癒植栽陪伴、無須一舉一動都小心翼翼，同時還能擁有健康肌膚，這樣的生活才最自在愉快吧？而本書所介紹的「肌活」，正是以「幫助你實現這個願望」為目標所設計。

清潔與保濕並重，就能打造健康美肌

有一個重要觀念必須注意，那就是：**肌活的平衡**。

舉例來說，洗澡雖能洗淨身體，卻會一併帶走肌膚的水分，如果未能立即補水，即會呈現乾巴巴的狀態，因此需要做好保濕。

也就是說，**「肌活③維持肌膚潔淨（清潔）」**與**「肌活①保持肌膚水潤（保濕）」**看似是兩個相左的步驟，但若能取得兩者之間的平衡，便有掌握到肌活的重點。

有的人保濕做得滴水不漏，卻疏於肌膚清潔，總是隨便沖幾下就完事；也有人清潔做得很徹底，卻怠忽保濕，什麼都不擦。然而，過與不及的習慣，都會影響肌活的成效，還有可能不但無法改善問題，反而削弱肌膚的健康。

唯有掌握清潔與保濕的平衡，同時兼顧「肌活②替肌膚降溫（冷卻）」，才是實現肌活的要領。

4 遠離肌膚受損！泡出美人肌

泡澡泡太久，是發癢肌膚的大敵

很多人都認為自己有做好**「肌活③維持肌膚潔淨（清潔）」**這個步驟。也常有患者會說：

「我每次淋浴或洗澡都一定會搭配肥皂清洗。」

「我每天都會泡澡三十分鐘，認真執行肌活！」

以上看似都有徹底做好清潔，但其實過度頻繁使用肥皂，也可能讓肌膚出問題，而長時間泡澡，更會對肌膚造成傷害。

首先，**泡澡時間過長容易導致皮脂、賽洛美及具有肌膚保濕、屏障機能的天然保濕因子從體表流失。**

天然保濕因子的主要成分為蛋白質經代謝分解後的胺基酸，而角質細胞內的胺基酸易溶於水，因此長時間泡澡或淋浴，都會讓肌膚流失這些胺基酸。所以肌膚較敏感脆弱、容易癢的人，入浴時間盡可能不要拉得太長。

此外，洗澡水溫也要拿捏得宜。超過42℃的熱水會使天然保濕因子、皮脂與賽洛美等成分流失，建議水溫控制在38℃～40℃左右，浸泡時間也不宜超過十分鐘。

尤其需要謹記：**切勿泡太久的熱水澡**。因為高溫會讓皮膚血管擴張，刺激血管周圍的神經引起癢感。換言之，熱與癢之間的關聯密切，有些人甚至一喝酒皮膚就會惡化，這也是血管遇熱擴張所致。

肥皂一天的使用頻率，是美肌關鍵

泡澡及淋浴，皆有助肌膚狀況改善，只要進行時間控制得宜，一天內進行多次其實不會有太大的問題。但肥皂或沐浴乳的使用次數，則大有學問，一天一次就是最理想的頻率。所以，除非是炎炎夏季渾身大汗，否則，肥皂或沐浴乳的使用次數以一天一次為佳。

之所以不要太頻繁使用肥皂，有兩大原因：一是會減少皮脂膜，二是皮膚菌叢生態會受到影響。

使用肥皂過度清洗，會讓肌膚表面失去重要的皮脂膜，同時，也讓攸關保濕效果的角質層受損。所以我建議的清潔方式，就是「溫水洗淨」。

也就是說「一天內要洗幾次澡都可以，但肥皂或沐浴乳最多只用一次，其他時間用溫水沖淨即可。」

平時只要善用溫水洗淨，就能徹底去除大部分的髒污。

至於肥皂等清潔產品的使用方法，請先充分搓揉起泡，再用手輕輕洗淨肌膚，避免大力抓揉——洗澡時力道維持輕柔，也是一大重點。

較難洗淨的背部，則可以使用毛巾。但須注意的是，對於肌膚脆弱、容易發癢的人來說，就算使用強調「柔軟不刺激」的一般毛巾或海綿，仍有可能構成刺激。

建議可以改用手帕或手巾，因為最接近雙手觸感，不易刺激肌膚。

因為肌膚較脆弱，我自己平常也都使用手巾洗澡。不僅觸感舒柔，搭配肥皂清潔也不會對肌膚產生任何刺激。

另外，**要特別避免使用硬梆梆的尼龍材質毛巾刷洗全身**，這會讓肌膚三大保濕成分（皮脂、賽洛美、天然保濕因子ＮＭＦ）流失殆盡。尼龍毛巾也很容易讓肌膚的黑色素

如何洗出健康美麗的肌膚？

① 洗澡時間不宜太久。
泡澡勿超過十分鐘。

② 水溫適中即可。理想水溫應介於
38℃～40℃。

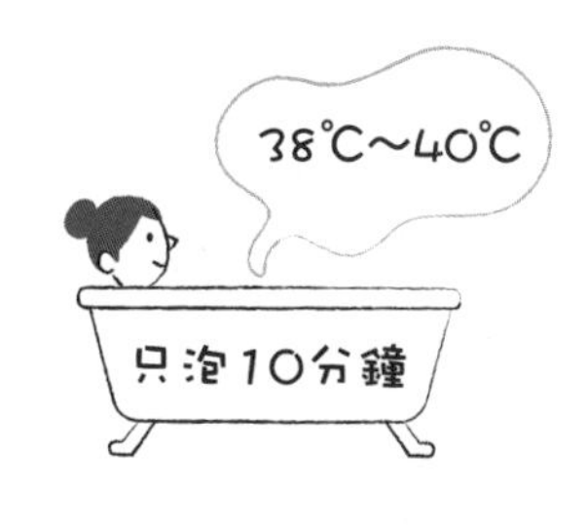

③ 若一天洗澡超過兩次，建議第二次之後
皆以「溫水沖洗」取代「肥皂清潔」。

④ 肥皂或沐浴乳請先充分搓揉起泡，
再輕輕摩搓肌膚進行清潔。

⑤ 清洗背部時建議使用手帕或手巾。

⑥ 切勿使用尼龍毛巾用力擦洗臉部與身體。

⑦ 遵守上述六點，一天之中要
洗幾次澡都 OK！

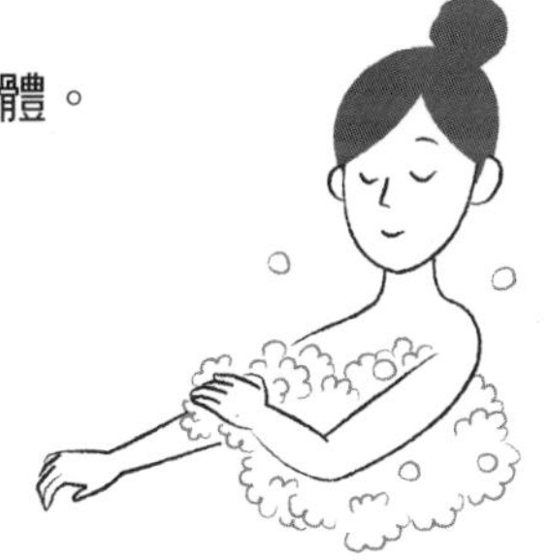

肥皂或沐浴乳記得充分搓揉起泡，以雙手輕撫洗淨。注意力道要輕柔、勿過度摩擦肌膚。

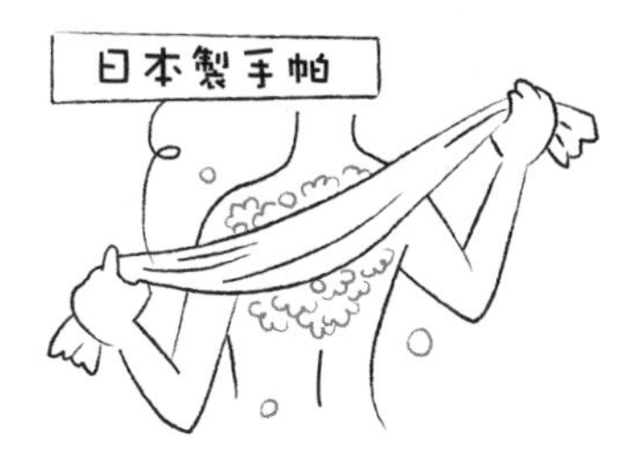

比較難自己洗到的後背部，可用手帕或手巾輕揉搓洗。
用尼龍毛巾搓洗容易造成皮膚損傷、形成黑色素沉澱與肌膚暗沉。

沉澱，建議少用為妙。

除了以上在家洗澡時需留意的事項，我也不建議各位去進行坊間的「去角質」療程，那會導致角質層幾乎整片被剝除，致使肌膚過度乾燥。

至於其他聲稱具美容效果的「深層煥膚」療程或保養品，則是透過深層刺激肌膚底層角質，加速肌膚代謝週期，以達到改善膚質的效果。

但不論是去角質還是強化刺激肌膚，都忽略了肌膚自然代謝的重要性，且無視皮膚自動修復的功能，只會徒增肌膚的負擔。

過度清潔，會導致肌膚壞菌增加

之所以建議肥皂一天使用一次即可的第二個原因，在於：**過度清潔將打亂肌膚菌叢生態的平衡。**

我們的肌膚表面有著對人體與皮膚有益的益生菌，及以金黃色葡萄球菌為主的壞菌，這些菌會在肌膚表面構成正常菌叢，並維持穩定的平衡生態。

若過度清潔皮膚，即會影響這些菌叢的生態平衡。

首先是整體菌數銳減。而當菌數變動，就會讓肌膚菌叢生態失衡，並讓壞菌增加。

肥皂一般屬鹼性，當酸性的皮脂膜被洗去，肌膚將在這雙重條件下呈現鹼性。而壞菌喜歡鹼性的環境，益生菌則偏好酸性，因此若壞菌增加，就會嚴重破壞肌膚菌叢生態的穩定。

我認為**「保持肌膚清潔」的定義，其實就是懂得「維持皮膚正常菌叢的平衡」**。

所以，**肌活③清潔**的重點便可歸納如下：勿過度清潔、勿過度摩擦肌膚，避免頻繁使用肥皂或沐浴乳等清潔產品。這三大要領，請在生活中多加留意，**無須追求過度的清潔**。

同理，使用洗髮精也適用上述原則。

至於固體肥皂與液態的沐浴乳，在肌膚修復上並沒有顯著的優劣差異。雖然有些產品會強調其成分對肌膚的益處，但還是建議大家**盡量選擇成分單純的清潔產品，對肌膚的傷害會降到最低**。

徹底清潔反而引發異位性皮膚炎

若肌膚菌叢生態紊亂，也可能誘發異位性皮膚炎。

一項研究指出，異位性皮膚炎患者皮膚上的正常菌叢中，菌種明顯缺乏多樣性，其中尤以壞菌的金黃色葡萄球菌為大宗，比例多達半數以上。

另一項以老鼠為對象的實驗更證實，若能重整肌表的正常菌叢生態平衡，將有效改善異位性皮膚炎症狀。

其他研究也提到，增生的金黃色葡萄球菌所釋放的毒素，會過度刺激「肥大細胞（Mast cell）」，這種細胞會加速分泌引起搔癢與過敏反應的組織胺，造成肌膚發炎症狀。

近年來大家越來越追求身體和肌膚的「徹底清潔」，但這種做法將加劇異位性皮膚炎的產生。

在衛生條件堪稱良好的現代環境下，仍有許多人堅持必須徹底除菌、消毒、洗淨，這也實在是太過度了。骯髒當然不是好事，不過，一整天狂用肥皂洗澡的方式，並非肌活所追求的清潔。因為這樣的做法只會導致構成肌膚屏障的肌膚菌叢生態失去平衡，讓過敏原有機可乘、促使異位性皮膚炎更加嚴重。

所以，希望大家謹記沐浴三大原則：**勿過度清潔、勿用力摩擦肌膚、避免頻繁使用清潔產品。**

只要遵守這三點，就能讓肌膚菌叢保持穩定的狀態，也能預防誘發過敏的經皮毒作

用，同時阻止你的皮膚大奏過敏進行曲。

換句話說，遠離過敏，肌膚就不容易產生異位性皮膚炎；就算已經發作，症狀也不會輕易惡化。

5 美肌飲食指南，教你吃出健康肌膚

所謂的養生食物，不一定能美肌

時常有患者問我：「怎樣的飲食有助肌膚健康？」「預防皮膚癢，需要什麼營養成分？」

我在這裡要告訴大家一個觀念：**基本上沒有一種食物、飲品或營養品，能夠達到「吃了就能保濕、防止皮膚癢」的效果**。就如同「肌活」的要領必需達到「保濕」、「冷卻」與「清潔」三者之間的平衡，用飲食來維持體內狀態均衡也非常重要。所以，想吃出美麗健康，絕非靠單一食物就能達成。

關於維持膚況的健康飲食，我認為「營養均衡」最重要。

因為「均衡的飲食對身體有益無害，身體一旦健康，肌膚狀況也會跟著好轉。」

但是**「改善肌膚」的重點還是要由外而內著手**。我希望大家能了解：補充養分、維持營養均衡等由裡到外的方式，僅有「輔助」效果。因為經由食物獲得的營養成分大多是「對身體好」，而非直接「對皮膚好」。

此外，即使是相同的營養素，用「吃」的和用「擦」的效果也完全不同。**能否將養分直接傳達給肌膚、讓肌膚好轉，才最重要。**

普遍來說，直接擦上肌膚必需的營養成分，就會有一定效果。

但若只是將成分塗抹在皮膚上，最多只會抵達角質層所在的表皮層；若需要更深入至真皮層，就必須採用皮下注射。而大部分診所都會視患者本身的狀況與需求，而採用不同的方式。

喝的膠原蛋白，效果幾乎為零

從飲食攝取，其實很難有效將營養成分輸送至肌膚，而市面上最常見的美肌食品，應該就屬膠原蛋白了。

膠原蛋白確實是組成皮膚與軟骨的主要蛋白質，藉由營養食品補充膠原蛋白，「乍看」似乎也對肌膚有益。

不過，這些吃下肚的膠原蛋白，並無法完整被保留且直達肌膚，也無法讓肌膚呈現水潤與彈性。

因為所有的營養素在進入人體後，都會先經過消化酵素作用分解，再被身體吸收。而膠原蛋白也同樣會被分解為多種胺基酸，再運送至人體各部位，例如造骨原料不足時，就會被運送至骨頭；肌肉缺乏營養素時，就會被送至肌肉使用。

總結來說，無論你吃的是昂貴的膠原蛋白還是富含蛋白質的肉、魚、豆類製品，攝取到的都是胺基酸，效果也並無差異。**與其小口啜飲高價的膠原蛋白，不如選擇一般價格合理的魚肉類或豆類食品，同樣能替肌膚補充豐富的胺基酸。**

除了膠原蛋白，食品廣告中也可能會標榜含有玻尿酸、賽洛美等美肌成分，看起來很吸引人，但用吃的，同樣對肌膚無益。

至於水分與肌膚好壞的關聯程度，也是多數人的疑惑。有些人可能會覺得，水喝得不夠或喝水方式錯誤，才導致肌膚乾燥。

但其實水和食品一樣，肌膚不會因喝下大量的水，就得以保持滋潤。要維持肌膚水潤，最理想的方式還是直接擦上保濕產品、替角質層做好防護。

當然，水是維持生命不可或缺的要素，尤其是炎炎夏日，更應充分多加攝取以防中暑。不過，和稍早提到的營養素同理，**多喝水是「對身體好」而非直接「對皮膚好」，因為這終究是兩回事**。

務必慎選吃進身體的「脂質」

在做好外在保養之餘，也有人會好奇要如何攝取營養素，同時從身體內部著手肌膚的保健？

接下來就為大家介紹三大營養素與維生素、礦物質及發酵食品的基本知識。

首先，從三大營養素開始。

蛋白質、碳水化合物與脂質是構成人體皮膚的基礎成分，也是讓肌膚代謝能正常運作的重要推手。

而其中**最重要的就是脂質**。脂質不但是維持皮膚健康的重要條件，對於維生素A、D、E等脂溶性維生素的吸收也功不可沒。

不僅如此，**構成脂質的脂肪酸成分對肌膚的影響也不容小覷**。

其中有助維持肌膚健康、建議可多攝取的是「Omega-3 脂肪酸」，因為它能抑制過敏及發炎反應。

此外，在**沙丁魚、鯖魚、秋刀魚等青魚類中能補充到的豐富EPA（Eicosapentaenoic Acid）、DHA（Docosahexaenoic acid），以及在荏胡麻油、亞麻仁油中所含的α-亞麻油酸，則是最具代表性的脂肪酸成分**，因為這些成分人體無法自行製造，須從食物中攝取。

同時，我們也需要留意「Omega-6」這種脂肪酸對肌膚產生的影響。

「Omega-6」脂肪酸如亞麻油酸（Linoleic acid），常見於大豆油或玉米油等植物油，若攝取過多，容易影響免疫機制運作、導致異位性皮膚炎等肌膚過敏症狀惡化，並讓癢感加劇。

但這並不代表完全不能攝取Omega-6脂肪酸，像亞麻油酸就是人體必需的脂肪酸之一，也能有效降低血中膽固醇。

所以，重點在於「攝取的比例需適當」。根據日本厚生勞動省訂定之標準，每次攝取Omega-3與Omega-6脂肪酸比例，以1：4較為理想。

但我認為實際上一般人吃進去的比例大概都介於1：10至1：30之間，因為我們日常的飲食很容易吃進過量的Omega-6脂肪酸，舉凡零食、麵包、泡麵、加工食品、速食等都含有大量的亞麻油酸。

脂肪酸與油脂製品

- 脂肪酸
  - 飽和脂肪酸
    - ・奶油
    - ・牛油
    - ・豬油
    - ・牛或豬肥肉
    - ・起酥油（Shortening）
    - ・人造奶油
    - ・椰子油
    - ・棉籽油
  - 不飽和脂肪酸
    - 單元不飽和脂肪酸
      - **Omega-9 脂肪酸**（油酸）
        - ・橄欖油
        - ・芥花油（菜籽油）
        - ・經品種改良，油酸含量提高的葵花油或紅花籽油（紅花油）
        - ・花生油
        - ・米糠油
        - ・棕櫚油
    - 多元不飽和脂肪酸（必需脂肪酸）
      - **Omega-3 脂肪酸**（α-亞麻油酸）
        - ・亞麻籽油（亞麻仁油）
        - 沙丁魚、鯖魚、秋刀魚等魚油
        - ・紫蘇油
        - ・荏胡麻油等
      - **Omega-6 脂肪酸**（亞麻油酸）
        - ・玉米油
        - ・葵花油
        - ・紅花籽油（紅花油）
        - ・棉籽油
        - ・大豆油
        - ・芝麻油
        - ・胡桃油
        - ・杏仁油等

攝取過量這類「隱形油脂」，是讓肌膚發癢的元兇之一。

以我自己為例，為了保養肌膚，飲食上我會特別注意以下幾點：

- **若食品成分標示中有「植物性油脂」，就要留意當中很可能有添加亞麻油酸，需酌量攝取。**
- **每週吃三到四次海產魚類，如沙丁魚、鯖魚、青花魚、竹筴魚等，攝取足夠的EPA與DHA。**
- **Omega-3 脂肪酸不耐熱且易氧化，所以通常以直接吃或作為沾醬、淋醬的方式攝取。**
- **若需要加熱烹煮，會選用含豐富 Omega-9 脂肪酸的橄欖油。**

含有 Omega-9 脂肪酸的油品較能耐熱，且具有去除活性氧的作用。當人體缺乏 Omega-9 脂肪酸食，皮膚就容易「氧化」，而皮脂氧化後就會產生過氧化脂質，這便是肌膚粗糙乾燥的源頭，甚至導致皮膚嚴重搔癢的結果。

脂肪酸的種類與特徵

類別			主要脂肪酸	代表食物	特性
飽和脂肪酸		短鏈	酪酸	奶油	人體能量的主要來源。
		中鏈	月桂酸	棕櫚油、椰子油等	
		長鏈	肉豆蔻酸	棕櫚油、椰子油等	
			棕櫚酸	奶油、牛脂、豬脂	
			硬脂酸	牛脂、豬脂	
不飽和脂肪酸	單元不飽和脂肪酸		油酸	橄欖油、芥花油（菜籽油）、牛脂或豬脂等。	能降低血液中膽固醇，不易氧化。
	多元不飽和脂肪酸	Omega-6 脂肪酸	亞麻油酸	紅花籽油（紅花油）、葵花油、棉籽油、玉米油、大豆油等大部分植物油。	人體必需的脂肪酸。有助降低血液膽固醇與血壓。
			γ-次亞麻油酸	母乳	有助降低血液中膽固醇、血糖值與血壓，亦能調整人體各種機能。
			花生四烯酸	肝臟、蛋白、螺肉	人體必需脂肪酸，也是胎兒、嬰幼兒成長發育的必需營養素。
		Omega-9 脂肪酸	α-亞麻油酸	紫蘇油、荏胡麻油、亞麻仁油	人體必需脂肪酸。容易轉化為能量，例如可以在人體內轉化為EPA與DHA。
			EPA（Eicosapentaenoic Acid）	石狗公、秋刀魚、鰤魚與其養殖幼魚、鰻魚、鮪魚（鮪魚腹肉）	具抗血栓作用，能減少血液中性脂肪，且具易氧化特性。
			DHA（Docosahexaenoic acid）	秋刀魚、鮪魚腹肉、鰤魚與其幼魚、虹鱒、鰻魚	具抗血栓作用。卵磷脂的主要構成成分、易氧化，且能提升腦部機能。

6 攝取維生素、礦物質，擁有美肌食力

想要肌膚變美，維生素ACE最重要

多攝取維生素、礦物質和發酵食品，有益皮膚健康。所以，就讓我們先從維生素開始認識吧！

就皮膚保養而言，**三大維生素A、C、E非常重要**，因為它們可抗氧化，還能保護細胞免受活性氧之傷害。至於**維生素B群則擁有重整肌膚再生週期的功效**。

・維生素

維生素A：常見於**肝臟**、**蛋**等動物性食品，以及**菠菜**、**胡蘿蔔**等富含「β-胡蘿蔔素」的黃綠色蔬菜之中。

一旦身體缺乏維生素A，汗腺或皮膚機能即會減弱，讓皮脂量減少，連帶使角質層

的保濕機能受損，肌膚變得乾燥。此外，**維生素A不足，也很容易導致肌膚細菌感染。**

另一方面，**「β-胡蘿蔔素」及番茄所含的「茄紅素」**等成分，有助控制食物過敏與花粉症，還能維持角質層水分含量並抑制肌膚發炎細胞增生，而這些功效均經老鼠實驗證實，所以後來也將此類營養素應用於控制異位性皮膚炎。

・維生素C

維生素C：含量豐富的食物包括**柑橘類**和**草莓**等水果，及**菠菜**、**花椰菜**等蔬菜。

維生素C具有**去除體內活性氧、防止肌膚受損的功效，亦有調整肌膚代謝週期的作用。**

・維生素E

維生素E：常見於**杏仁等堅果類，胚芽油和鰻魚等魚類，黃豆**及**黃綠色蔬菜**。

本身具**卓越的抗氧化力**，有助肌膚血液循環、促進新陳代謝，強化肌膚防禦機能。

・維生素B群

維生素B群：種類眾多，其中尤以B2與B6對肌膚最為重要。

花生等豆類、肝臟、牛奶、蛋、黃綠色蔬菜等食物都含有充分的維生素B2。特性是耐熱，但遇光即易分解。

維生素B2能強化血管，尤其是肌膚微血管，且有助改善血液循環。缺乏維生素B2容易使微血管擴張，讓光線更容易穿透，光過敏機率因而提升。此外，由於維生素B2能促進醣類或脂質代謝，所以有助肌膚維持健康，若缺乏將造成肌膚循環週期被打亂，肌膚也會因此呈現乾燥粗糙的狀態。

維生素B6：常見於**肉類或海鮮**，又以**鮪魚赤身**（含脂量較少的背部）含量最為豐富，亦可透過人體腸道菌自行合成。

維生素B6具**調整荷爾蒙平衡**的功用，若缺乏，容易引發濕疹、脂漏性皮膚炎或口角炎等肌膚相關問題。

鋅與鐵是鞏固肌膚的重要礦物質

礦物質包含鈣、鈉、鉀、氯等元素，其中**對肌膚較具影響的是「鋅」與「鐵」**。

·鋅

鋅可見於**海鮮**、**肉類**、**海藻**、**芝麻等堅果類**，其中又以**牡蠣（貝類）**、**鰻魚**、**肝臟**等食材的含量最為充足。

鋅與人體新陳代謝密不可分，具有**改善肌膚循環週期**之良效。此外，因為鋅能幫助製造強力抗氧化酵素ＳＯＤ（Superoxide Dismutase），所以有助抑制發炎與皮膚癢；也有研究證實，補充鋅能讓異位性皮膚炎有效好轉。

・鐵

鐵質又可分為血紅素鐵與非血紅素鐵。

血紅素鐵常見於**肝臟**、**瘦肉或魚貝類**等動物性食材；後者則存於**黃綠色蔬菜**、**羊栖菜等海藻類**，或**豆製品**等植物性食材之中。

鐵質是造血的營養素，缺鐵易導致貧血，也無法順利將養分運送至細胞。由此可見，**缺乏鐵質會嚴重影響肌膚的循環週期，並妨礙老舊廢物的代謝**，讓肌膚失去光澤透亮。血液循環若不佳，也會衍伸出皮膚鬆弛的問題。

鐵質是一種容易從汗液流失的礦物質，女性生理期也會流失大量的鐵，所以，習慣進行劇烈運動或正值生理期的女性，可多攝取鐵質以促進肌膚健康。

不過，由於鐵質不易被人體吸收，為了提高吸收率，攝取時必須多花點心思。前面提到的「血紅素鐵」，其吸收率優於非血紅素鐵，建議可從富含血紅素鐵的食物著手。

另外，**與維生素Ｃ或蛋白質一併攝取，可提升鐵的吸收率**，不妨多嘗試相對應的食

富含維生素的食物一覽表

■ 維生素的種類與主要功效

脂溶性維生素

種類	功效	含量豐富的食物※
維生素 A	維持肌膚與黏膜的健康，預防感染，並能讓視力在暗處或夜間維持清晰。	奶油、牛奶、起司、肝臟、蛋、黃綠色蔬菜等。
維生素 E	具強力抗氧化作用，防止細胞老化。胡蘿蔔素能預防氧化並修護細胞膜。	黃豆、玄米、棉籽油、黃綠色蔬菜、蒲燒鰻魚、杏仁等。

水溶性維生素

種類	功效	含量豐富的食物※
維生素 B2	輔酶的成分之一，有助胺基酸、脂質、碳水化合物轉化為能量。是生長發育所必需的營養素。	牛奶、奶粉、肝臟、蛋、肉類、納豆、黃綠色蔬菜等。
維生素 B6	能促進胺基酸合成蛋白質，因此攝取量應配合蛋白質做調整。	肝臟、肉類、鮪魚、蛋、蒜等。
維生素 C	有助膠原蛋白生成，並鞏固血管、牙齒、結締組織。會影響鐵質的吸收，也能促進維生素 E 循環再利用，可以幫助膽固醇代謝、預防動脈硬化。	蜜柑、草莓、蔬菜（以花椰菜、菠菜、紅椒為主）、綠茶等。

※富含維生素的食物，以一次攝取的量為基準。

物搭配。相反地，茶類所含的丹寧酸（Tannin）與菠菜富含的草酸，會阻礙人體對鐵質的吸收，需加以留意。

發酵食品有助腸活，也能潤澤肌膚

除了從肌膚表面著手的肌活，由內而外的「腸活」，同樣能幫助擁有美麗肌膚。**能重整腸道環境的發酵食品，對於預防肌膚乾粗更是有效。**最常見的益生菌以乳酸菌為代表，效果也最顯著，因此，多食用**優格**、**米糠醬菜**、**泡菜**、**味噌**、**天然起司**等食材可強化腸活。此外，**納豆**也含有豐富的益生菌，納豆菌亦可多多攝取。

腸道在人體免疫機能中扮演著非常重要的角色，一旦腸道環境惡化，自然也會對皮膚狀況產生重大影響。

若是腸道壞菌增加，毒素就會累積其中，當這些老舊廢物隨著血液輸送至肌膚，皮膚就容易冒出膿瘡或顆粒，也會導致嘴破，甚至導致肌膚乾燥發癢。

益生菌可抑制壞菌增生，更能整頓腸道、讓腸道環境維持在健康狀態。而發酵食品正是讓我們由裡到外吃出漂亮肌膚的一大幫手。

7 迅速改善肌膚問題的小訣竅

肌膚的保濕能力會隨年齡遞減

許多患者會問我，自己已不是年輕人了，持續進行肌活，對肌膚還有效果嗎？

我的答案是：**「年紀越大，越要做好保濕。」**

原因在於：**肌膚的代謝週期會隨著年齡遞增**。二十多歲時，肌膚循環週期平均為三十天；但進入六十歲，週期就會拉長至四十五天。

肌膚的基底層會製造新細胞，並沿著棘狀層、顆粒層向表面推移，到最後形成老舊角質細胞。這整個循環過程其實是不會改變的，但隨著年齡增長，角質會較不易剝落，代謝週期便因此拉長了。

這也是高齡者角質容易堆積的原因。老化之所以會讓肌膚顯得暗沉，問題就出在角質層肥厚。

而**皮脂、賽洛美與天然保濕因子三大保濕成分也會隨著年齡增長而銳減**。

角質層增厚加上缺乏天然保濕因子，會加速**肌膚老化與缺水**。當角質層變厚，肌膚內側的水分會更難傳遞至角質表面，讓乾燥越發嚴重。有的人習慣長時間浸泡熱水澡，這也易加劇肌膚的乾燥。

如果只要進入乾燥季節、肌膚就會跟著乾癢龜裂，那麼，很可能已經患有**老年性皮膚搔癢症**。所以，倘若發現肌膚隨著年紀增長而愈來愈常出現癢感，那麼，就要更注重保濕——這就是肌活的必要性。

男性肌膚重清潔，女性肌膚要保濕

不少男性患者曾向我表示：即使明白肌活的重要性，但卻不知從何著手。

而通常，我會建議男性先從「**肌活③維持肌膚潔淨（清潔）**」做起，也就是先學會充分洗淨每一寸肌膚，並且要養成習慣。

因為男性賀爾蒙會促使皮脂分泌，這也是**男性肌膚遠比女性油膩**的原因。

也因此，我會建議男性在維持肌活三大要素平衡的前提下，適度加強清潔，也就是

「清潔為主，保濕為輔」。而女性則相反，應首重保濕，並配合清潔。以「臉部清潔」為例，男生應加強洗臉次數，女生則相對需呵護臉部肌膚。

此外，現在化妝品琳瑯滿目，如何慎選也很重要。一旦化妝後肌膚出現問題，就要儘速至皮膚科就診，並釐清原因。

因為延誤就醫只會加速膚況惡化，若再加上自行處理不當，更可能會讓問題一發不可收拾。而一旦拖到最後關頭才尋求醫生協助，只會導致治療難上加難。

臉部的角質厚度只有0.02mm，是後腳跟的百分之一，也是全身皮膚最薄的一塊。至於最容易乾燥的區塊，則是眼周。

花粉會引發過敏，導致出現眼皮紅腫症狀，原因就在於眼周肌膚最脆弱。

只要了解全身肌膚的特性，就能逐漸遠離「這裡也癢、那裡也癢」的生活。

肌膚發癢時的六大對策

美國皮膚科學會發表的「肌膚發癢六大對策」，也與「肌活」的理念不謀而合。內容如下：

①泡澡或淋浴建議使用溫水，並控制在十分鐘內。

②盡可能減少對肌膚的刺激，可使用無香料肥皂或沐浴乳。需特別注意的是，儘管有些清潔產品標示「無香料」，但仍可能含有刺激性的化學成分。

③穿著寬鬆舒適的棉製衣物。

④避免待在氣溫變化極端的空間。維持室內溫度涼爽、濕度適中。若有冬季乾癢或肌膚易感染的困擾，可以使用加濕器。

⑤盡量避免壓力過大，以免加劇癢感。

⑥遵從醫師指示用藥。先在患部上藥，再做整體肌膚的保濕。

有關第⑥點的用藥，我認為需稍加補充說明。

由於藥劑只需塗抹在患部或局部搔癢處，相較之下，保濕產品要塗抹的範圍比較廣。也因此，若先點藥再塗上大片保濕用品，剛剛擦的藥就會被帶到周圍非患部的皮膚。

所以，不用拘泥於保濕先擦還是藥膏先擦，原則上從「需塗抹面積較大的」開始擦即可。

皮膚藥與保濕產品的塗抹順序

有關究竟該先擦藥膏還是保濕產品，我建議主要依照兩項判斷依據，一是按照「皮膚科醫師指示」，二是評估「保濕產品的種類」。

第一點，就是聽從專業醫師的建議。以敝院為例，在用藥方面我會實行以下三大原則：

①向患者進行口頭說明。

②為避免對方理解有誤，我會在診間親自示範塗抹方式。

③在處方箋上對於每一個步驟與注意事項都會詳加標示，例如「整隻手臂先上保濕產品，再於患部或搔抓的傷口塗上類固醇外用藥」，或具體說明藥膏塗抹的方向等。

尤其，**若患者需在較脆弱的臉部、頸部或外陰部肌膚上藥，加上需要長時間塗抹外用類固醇這類強效但易有副作用的藥劑，更需要醫師給予明確的用藥指示。**

另外，有些類固醇用藥會搭配保濕產品，可以先將各類藥品全部置於掌心混勻之後，再做使用。

而保濕產品亦可大致分為強調「保濕」訴求者，如含賽洛美成分的化妝水或乳液等；或是具備「潤膚」功效者，如凡士林、乳霜乳膏、潤膚油等。

．強調「保濕」的保濕產品

這類產品較容易滲透至肌膚，可先大面積塗抹後，再迅速於局部點上藥膏。因為當肌膚處在濕潤的狀態，藥效也比較好吸收。

．強調「潤膚」的保濕產品

以潤膚為主要功能的保濕產品，能形成防護層、防止水分蒸散，所以使用這類產品前建議先擦藥膏，待藥膏滲入肌膚後，再仔細輕柔地塗上保濕產品，同時要小心別把前面塗的藥膏推散了。

45天內改善肌膚問題的「浸」、「潤」技巧

接下來要介紹的「浸與潤」技巧（Soak and Smear），也屬於「肌活」的一環。**「浸」指泡澡等清潔過程，「潤」指擦上藥膏。泡完溫水澡後塗上藥膏，能提升外用藥的療效**，在歐美算是相當廣為人知的療法。

先清潔再保濕（塗藥），對於異位性皮膚炎、錢幣型濕疹、慢性手部濕疹、手腳乾癬、乾燥型濕疹等大多數皮膚疾病，皆具有一定的改善作用，而且通常在四十五天內就

能看見成效，是一種省錢、簡單又有效的療法。

先前提到的「肌活」重點，雖然強調避免泡熱水澡超過十分鐘，但此處「浸」的做法略有差異，指的是：睡前若將患部或全身浸泡在微溫的水中二十分鐘，能讓藥效更顯著。所以，同樣不建議用熱水，因為水溫太高會加速皮膚缺水、刺激肌膚誘發癢感，對肌膚護理來說並不理想。

而採用這個溫水浸泡的步驟，則可去除皮膚髒污，並讓水分滲透至肌膚。緊接著，泡澡後須在水分蒸散前擦上藥膏——原則上須在**「毛巾擦乾身體後的三分鐘內」**完成，以便讓肌膚在濕潤的狀態下接觸藥膏，幫助留住水分。

此外，藥膏中的抗發炎成分還能藉此滲透至肌膚底層，讓藥效徹底發揮。也因此，透過正確的「浸與潤」技巧，能夠幫助修復並維持肌膚的屏障機能，並讓肌膚表層的水分蒸散量大幅降低。

快速舒緩你的癢與不適！異位性皮膚炎就靠這招解決！

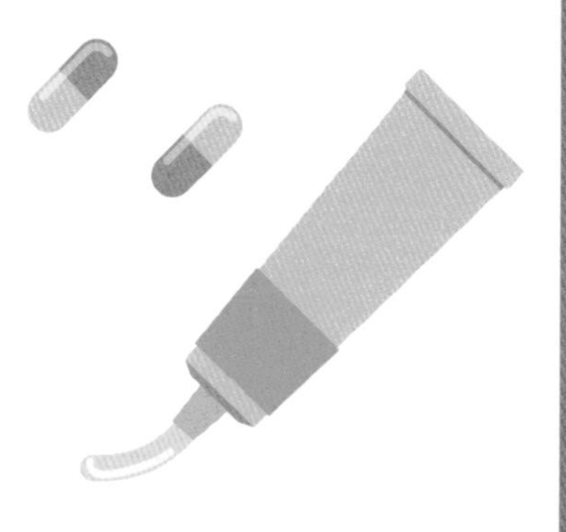

- 如何將類固醇的副作用降至最低？
- 根治皮膚炎有什麼好方法？
- 西藥合併漢方藥的效果好嗎？

1 預防式療法（Proactive treatment），能迅速緩解肌膚不適

異位性皮膚炎絕對能根治

媽媽們第一次帶著患有異位性皮膚炎的孩子來到本診所時，通常都是滿面愁容。因為孩子的肌膚發紅，持續搔癢難耐，讓她們無力又無助。

很多媽媽甚至自責：「都是遺傳了我的過敏體質！」或是產生絕望：「會不會永遠治不好？」、「擦類固醇也不見效，沒救了嗎？……」滿是擔憂與不捨。

但是，在看診短短幾個月後，孩子們原本因皮膚炎所擾而黯淡無光的雙眼，很快就重新亮了起來。

「醫生，真的很謝謝你，現在孩子去學校上課，我再也不用擔心他了！」

看著孩子恢復精神，皮膚充滿健康光澤，母親們總算放下心中的大石。而在接受她

們感謝之餘，我更欣見的是她們帶著笑容、步伐輕快的走出診間。

像這樣，因為異位性皮膚炎痊癒、讓人生得以重見天日的劇情，幾乎每天都在我們醫院真實上演；至於主角，當然不限於帶著孩子的母親，而是來自全國各地、不分男女老幼的患者們。

而在問診後，我也發現，有相當多異位性皮膚炎患者都是因為誤診導致病情惡化、陷入膠著之後，加上四處求助無門，最後才前來敝院。之所以會有這樣的現象產生，我認為，主要是缺乏下面兩個觀念所致：

首先，**即便你屬於容易得到異位性皮膚炎的體質，也與家族遺傳無關**。

其次，**異位性皮膚炎絕非難治之症**。

我希望所有患者都能明白這兩點。

我不會一口咬定異位性皮膚炎能「徹底治好」，因為皮膚炎本身的特性就是肌膚狀態會時好時壞。

也因此，治療的目標應放在「維持肌膚狀態穩定」。而所謂「穩定的狀態」指的是以下三點：

- 不會影響日常生活。

・周遭的人都不會察覺出你有異位性皮膚炎。
・除了回診或擦藥，其他時間連自己都忘了異位性皮膚炎的存在。

換句話說，痊癒的肌膚，以上三項條件缺一不可，亦可稱為皮膚維持在「鎮靜舒緩」的狀態。

「痊癒」和「頑疾」的一線之隔

異位性皮膚炎是一種**強烈癢感與濕疹反覆發作**、**時好時壞的慢性皮膚病**，一旦伸手搔抓皮膚，就容易讓表面粗粗皺皺、傷口反覆結痂。若是症狀惡化，更可能會遍及全身。

至於濕疹發作的部位，則會因人而異，除了臉部、耳朵、頸部之外，腋下、大腿根部、手肘窩或膝蓋附近也都可能起濕疹。

為了讓大家更了解異位性皮膚炎治療的全貌，我通常會用以下兩張圖表來做說明，分別是「痊癒線」和「非痊癒線」。

一般說來，治療異位性皮膚炎的方式分為「預防式療法（Proactive）」以及「被動式療法（Reactive）」兩種。

痊癒線與非痊癒線

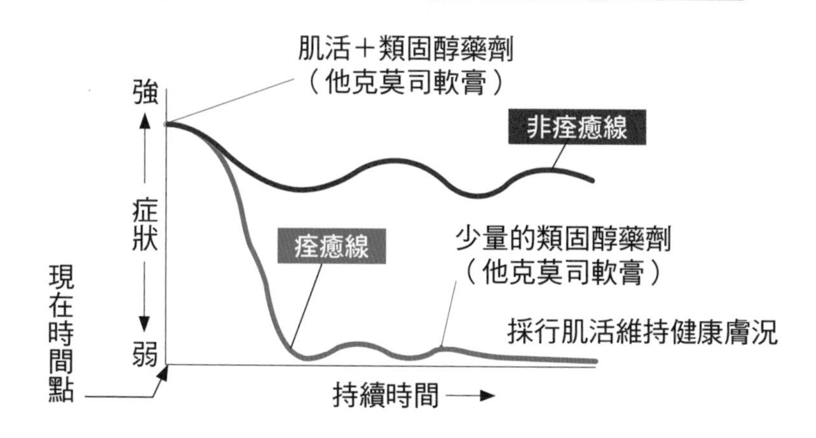

「被動式療法」與「預防式療法」

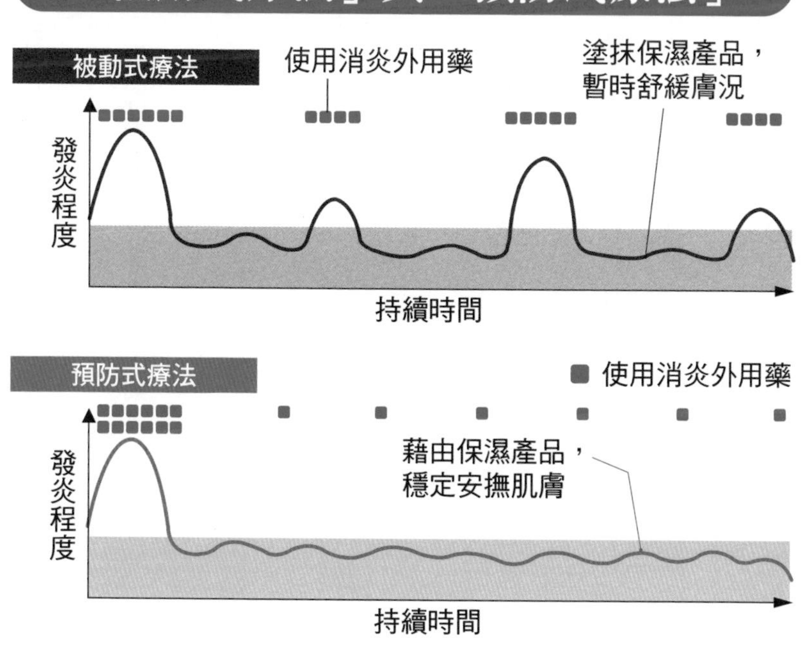

「痊癒線」可對應至「預防式療法」；「非痊癒線」則幾乎與「被動式療法」重疊。

兩種療法的差別，其實也顯而易見。

預防式療法是指：**即使平時肌膚無恙，也要持續塗抹少量的外用藥以防患未然。**

被動式療法則是指：為了減少抗發炎藥物的副作用，只在症狀較明顯時，加強患部用藥的做法。

至於抗發炎的外用藥，常見的有類固醇、他克莫司軟膏（又名 Tacrolimus）等。為了方便大家理解，我就以類固醇為例來做說明。

「非痊癒線」中的「被動式療法」只限於症狀加劇時才塗抹外用類固醇以暫緩不適，待症狀穩定就不會再投藥，只單擦保濕劑控制搔癢。

雖說保濕是「肌活」之本、能穩定鎮靜肌膚，但單靠保濕，無法長期抑制異位性皮膚炎，就會導致症狀頻繁復發。於是，又要調整類固醇用量、緊急擦藥壓制症狀，陷入「暫時舒緩→復發→暫時舒緩→再次復發」的無盡循環中，永無復原之日。

這種做法不僅難以讓肌膚維持在健康穩定的狀態，還會使類固醇用量不減反增，徒增副作用的產生機率。

這也正是讓許多人誤認為「擦類固醇對異位性皮膚炎沒有用」或「以為痊癒卻又開

始惡化」的癥結之所在。

肌膚沒有異狀，仍要使用類固醇

接下來要介紹的是與「痊癒線」吻合的「預防式療法」。**這個方式在治療初期會一次使用大量的外用類固醇，目的在於徹底止癢並撫平肌膚**，也因此，這個步驟也可稱為「鎮靜導入」。

待症狀稍微緩解後，再以每週約三次的頻率，固定塗抹外用類固醇並持續一段期間，以求達到穩定消炎的作用。

前面曾提到，異位性皮膚炎是一種肌膚狀態反覆無常的疾病，即使暫時舒緩，也很可能很快又故態復萌，而預防式療法就是針對這項特點來對症下藥，也因此，就算沒有明顯症狀，也要持續使用類固醇外用藥，再慢慢調整塗抹次數。若皮膚狀況有顯著改善，就從每週三次、每週兩次、再到一週一次……依序減少用藥次數，所以「預防式療法」也可稱為「漸進式療法」。

塗藥時，必須特別注意一個重點，就是：**只要是曾經發炎的患部，都要滴水不漏地塗過一遍。**

因為即使皮膚不癢、看起來無大礙，發炎源頭仍潛藏在肌膚患部內部。所以，為根除再發炎的可能性並預防搔癢、杜絕後患，就必須進行預防性的用藥並持續一段時間。

這麼做還有一個好處，就是即使皮膚癢的狀況又復發，所擦的藥量還是可以縮減，甚至降低用藥強度，也能有效緩解症狀。

當然，充分保濕、正確的沐浴方式等肌活方式都是不可缺少的。因為這裡提到的預防式療法，也同時強調持續用藥與肌活保濕兩者相輔相成的重要性。只要跟著「痊癒線」的療程進度，就能輕鬆有效地控制異位性皮膚炎。我之所以能對患者保證：「異位性皮膚炎絕對有辦法控制」，就是因為截至目前為止，**只要依照「痊癒線」進行治療的病患，都能感受到明顯療效。**

然而，出於不同的考量與治療方針，並不是所有皮膚科醫師都會採用預防式療法。因為有些醫師會認為日本皮膚科學會建議的治療方式未必適合所有患者；也有些醫師並不能百分之百認同預防式療法的概念；甚至，還有許多醫師認為「被動式療法」更勝「預防式療法」。

但請相信我的專業與病患真實的改善案例。**看診時選擇熟悉「預防式療法」的專業皮膚科醫師，並仔細聽取醫師做法，如此一來，皮膚就不會有太大的問題。**

預防式療法的詳細療程

異位性皮膚炎的預防式療法

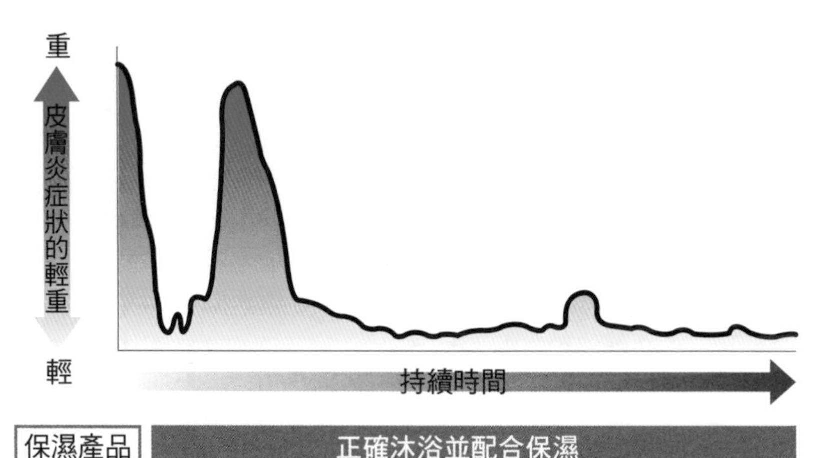

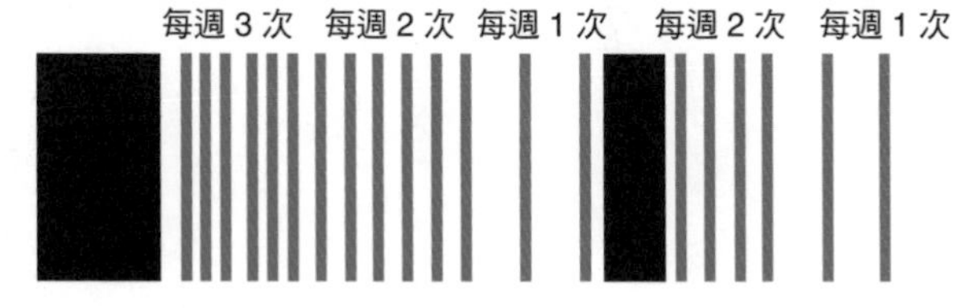

■ 評估用量時，建議以指尖為劑量單位（參照本書第 88 頁），適量塗抹類固醇藥劑或他克莫司軟膏，並搭配保濕產品。

■ 所有部位都一樣，即使症狀減緩，仍要持續薄擦一層外用藥，並以每週 3 次、2 次、1 次的頻率逐週遞減。

■ 每天全身都要塗抹足夠的保濕產品。

2 將類固醇副作用降至最低的終極絕招

類固醇並沒有想像中的邪惡

「皮膚消炎後還一直塗類固醇，這樣會不會有副作用？」

許多異位性皮膚炎患者在聽過預防式療法的詳細說明後，仍會忐忑不安地問我這個問題。不得不說類固醇「副作用多、最好少用」的觀念早已深植民眾心中。

然而，我要澄清的是，類固醇並沒有想像中那麼恐怖。

其實人體腎上腺每天都會自行分泌製造「類固醇」，也就是所謂的「腎上腺皮質荷爾蒙」。

這種天然荷爾蒙具有良好的消炎、調節免疫力等作用，而人工合成的類固醇用藥，也能達到相同的療效。

有別於注射、外用、眼藥水等，臨床上異位性皮膚炎大多使用塗抹藥膏等外用藥。

我在開立處方時，也會考量多數人對類固醇的疑慮，所以，會秉持以下**七大原則**，向患者做詳細的說明：

①用藥務必遵從醫師指示，定時定量、不隨便停藥或濫用。

②聽取醫師建議定期回診。平時多留意症狀變化，不妨順手做筆記，回診時就能讓醫師更快掌握病情。

③務必先請醫師或藥劑師確認類固醇藥物的強度。調整用藥或變更處方時，也一定要再請醫師確認。

很多人會自行上網查類固醇強度的相關資料，但我希望大家不要太依賴網路訊息。我自己就曾被網路上大量的錯誤資訊嚇壞過，更何況是異位性皮膚炎患者，更不該只憑片面資訊就自行處置。因為網路提供的訊息充其量只能做為輔助，最安全的方式還是應該要直接諮詢醫師或藥劑師。

④即使搔癢的症狀緩和，也不能任意停藥。

⑤除了發炎處，只要出現症狀的部位，無論程度輕重都要擦藥。

⑥切勿亂塗他人的類固醇用藥，也不要把自己的藥給別人使用。

⑦使用市售類固醇時，除藥劑師外，也一定要遵循主治醫師指示。

塗在臉上的類固醇，要格外小心

大家在使用類固醇時，請遵守以上**七大原則**，千萬不要自行判斷、自行用藥。曾經有患者滿臉通紅跑來求診，因為他每天都把市售類固醇當底妝在擦。而這樣「自作主張」的行為，真的令人擔慮。

的確，使用外用類固醇可以緩和肌膚乾燥與發炎，也可以讓膚況穩定下來，但它畢竟屬於治療用藥，沒有醫師診斷便妄加亂用，當然會出問題。

尤其，**擦在臉上的類固醇更不可不慎**。

因為臉部肌膚是人體皮膚最薄的部分，通常微血管清晰可見、一泛紅就很明顯，所以，皮膚泛紅時很容易就被診斷為濕疹發作。一旦塗上市售的強效類固醇，雖然能讓血管收縮、泛紅消退，但也會**導致肌膚變得更薄**、**更脆弱**，長期下來，只會造成反效果。

替嬰幼兒塗抹類固醇時，也需特別注意。由於嬰幼兒容易患濕疹，很多媽媽會認為孩子患有異位性皮膚炎，也因而聯想到要使用類固醇。

但家長若任意使用強效類固醇在孩子身上，反而會讓孩子太早產生肌膚泛紅的副作用。因為新生兒的肌膚還在成長階段，這個時期如果接觸到不適合的類固醇用藥，會嚴重妨礙肌膚正常生長，導致肌膚脆弱不堪、症狀更加惡化，並大幅提高治療的難度。

建議外用藥劑量為一個指尖

關於前述**七大原則的第③點**，可對照第86頁的強度分級表，了解自己現在所使用的類固醇強度大約落在何種等級。若要改用其他強度的類固醇，或有其他任何疑慮，都請務必先向醫師諮詢。

日本外用類固醇的強度共分為五級，由強到弱依序為**最強效（Strongest）、強效（Very Strong）、中效（Strong）、中弱效（Medium）以及弱效（Weak）**。

關於**用藥原則第④與第⑤點**，我再稍加補充說明如下。

一般來說，**一條5克的藥膏擠滿食指指尖（指尖關節長約2公分），這樣的劑量約為0.5公克，也就是所謂的「一個指尖單位」（FTU，Fingertip unit）**。

而1FTU可以塗滿的面積約為成人雙手的手掌，相當於體表面積的2％。

雖然這個標準也會因患部範圍或症狀輕重而異，但我們仍可以**「1FTU＝0.5g＝兩個手掌面積」**來做為參考基準。

外用類固醇強度分級表（日本）

最強效（Strongest）
0.05% Clobetasol Propionate（商品名：Dermovate®）
0.05% Diflorasone diacetate（商品名：Diflal®、Diacort®）
強效（Very Strong）
0.1% Mometasone furoate（商品名：Fulmeta®）
0.05% Betamethasone butyrate propionate（商品名：ANTEBATE®）
0.05% Fluocinonide（商品名：TOPSYM®）
0.064% Betamethasone Dipropionate（商品名：Rinderon DP®）
0.05% Difluprednate（商品名：MYSER®）
0.1% Amcinonide（商品名：VISDERM®）
0.1% Diflucortolone valerate（商品名：Texmeten®、Nerisona®）
0.1% Hydrocortisone butyrate propionate（商品名：PANDEL®）
中效（Strong）
0.3% Deprodone Propionate（商品名：ECLAR®）
0.1% Dexamethasone Propionate（商品名：Methaderm®）
0.12% Dexamethasone Valerate（商品名：Voalla®、Zalucs®）
0.1% Halcinonide（商品名：Adcortin®）
0.12% Betamethasone valerate（商品名：BETNEVATE®、Rinderon V®）
0.025% Fluocinolone acetonide（商品名：FLUCORT®）
中弱效（Medium）
0.3% Prednisolone Valerate Acetate（商品名：LIDOMEX®）
0.1% Triamcinolone acetonide（商品名：LEDERCORT®）
0.1% Alclometasone dipropionate（商品名：Almeta®）
0.05% Clobetasone butyrate（商品名：Kindavate®）
0.1% Hydrocortisone Acetate（商品名：LOCOID®）
0.1% Dexamethasone（商品名：GLYMESASON®、Eurason®）
弱效（Weak）
0.5% Prednisolone（商品名：Prednisolone®）

還有一點要注意，就是藥膏的總容量也會影響指尖劑量的多寡。

上述是以一條5克藥膏為例，但若藥膏容量有30克，那麼，軟管口徑相對會較大，一個指尖單位就會變成近兩倍的0.9克。有了這樣的基本概念之後，在使用外用藥時就不容易抓錯劑量了。

「一開始先厚塗」，能節省用量又有效

雖然大量使用外用藥有一定風險，但若擔心藥膏塗太多會沾到衣服就**只擦一點點或薄薄塗上一層，反而會讓藥效大打折扣**。塗抹保濕產品亦然，最好還是以「厚塗」為原則，讓肌膚表面呈現水潤感。塗抹完畢若衛生紙能輕輕貼合在肌膚上，就是標準用量。

另外，若只在紅腫部位擦藥，藥效也無法完全發揮。換言之，只要是有發炎跡象的地方，都應徹底塗上外用藥，以便加速療程、全面舒緩發炎症狀，並預防反覆發作。

接下來說明七大原則中的**第⑥點**，不要亂吃或亂擦別人的藥。

很多人家裡會有存放家人用剩處方藥的習慣，或收著朋友說很好用的處方藥品以備不時之需。

但是異位性皮膚炎適用的處方藥，會視每個人的病情、體質和身體狀況而不同。一

外用類固醇的建議劑量

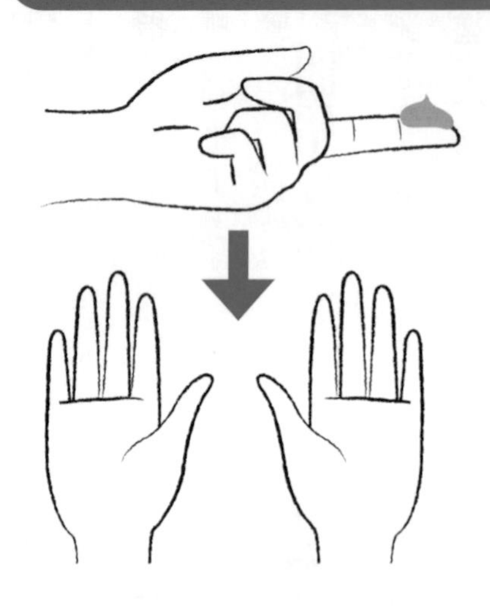

以一條 5 克的藥膏為例，於食指第一節（長度約 2 公分）的位置擠上藥膏。

此劑量約為 0.5 公克，也就是 1FTU，可塗滿雙手的手掌。雙手手掌面積約佔人體表面積的 2%。

藥膏的正確塗法

肌膚表面所見的患部，通常只是發炎區域的局部，藏在肌底的發炎範圍，可能比想像中更廣。若只在表面輕輕點上藥膏，將無法讓藥效充分發揮。

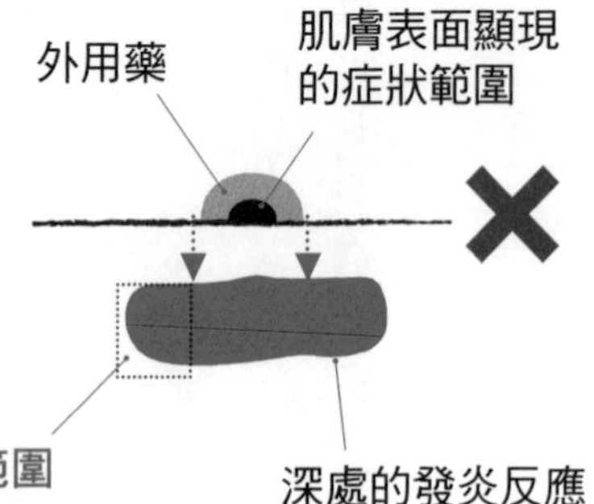

擦藥時要將藥膏完整覆蓋住患部，並延伸帶到周圍肌膚，才能加快消炎速度，並預防反覆發炎。

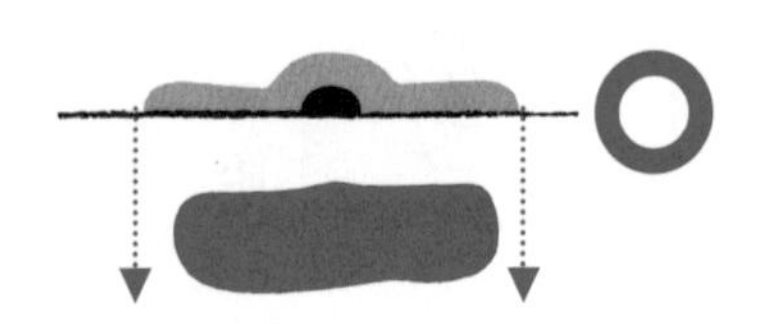

旦用了不適合自己的藥物，只會適得其反。所以，務必只使用主治醫師為自己開立的處方藥。

前面提到的**第⑦點**原則，也是一樣。

目前市面上除了具備藥師執照的藥局，消費者也可以在很多通路輕鬆購得含類固醇的止癢藥品。若真的不得不使用這類藥品，請先向藥劑師確認正確的用藥方式與療效，也最好先諮詢過主治醫師再使用，以保障自己的用藥安全。

安藥類固醇，幾乎沒有副作用

「安藥」（Antedrug）類型的外用類固醇，在患部充分發揮藥效、被人體吸收後，就會變得不再具有藥理活性，並迅速被分解為無類固醇特性且無副作用的物質。在近年異位性皮膚炎的臨床治療上，已成為主流藥物。所以，這也是我認為大家可以不必排斥類固醇的另一個原因。

常見的安藥類固醇有以下幾種：

- ANTEBATE（Betamethasone butyrate propionate）
- MYSER（Difluprednate）

・LIDOMEX（Prednisolone valerate acetate）

・LOCOID（Hydrocortisone butyrate）

對於處於孕期、哺乳期而無法服用類固醇，或全身性濕疹等需要大量使用類固醇的病患，通常我都會盡量採用安藥類固醇取代，並向患者進行詳細的用藥說明，讓他們能放心使用。因為**口服或注射性類固醇多半具有副作用，但安藥類固醇外用藥則幾乎沒有任何副作用**。

化解你的疑慮！關於類固醇副作用

外用類固醇會伴隨一定程度副作用，長期過度使用會出現肌膚萎縮變薄、微血管擴張、臉部泛紅、痘痘粉刺增加、多毛症或易受細菌病毒感染等症狀。

極少數情況嚴重者，會出現全身倦怠。

使用後皮膚變薄則常見於高齡患者，或長期於臉部等吸收能力較佳部位塗抹大量強效類固醇的患者。

有個案例是患者連續兩週每天塗抹10克（相當於四十個掌心面積）最強效等級的類固醇外用藥，結果就被驗出血液中含有類固醇。這種失控的塗法所造成的副作用，與口服、注射類固醇產生的影響根本相差無幾。

又如本書序文中提到的一則極端個案，該名患者就是因為經年累月全身塗滿強效類固醇，才會引發體力衰竭的嚴重副作用。事實上，這樣的處方內容以及用藥方式都大有問題。所以，大家要切記：藥效過強的處方加上自行誤用，長期下來終將導致患者飽受副作用之苦、全身軟弱無力。

而大部分的副作用之所以會產生，其實都是因為：採用的類固醇藥效過強、用量過大、長期濫用……。也因此，**只要擦對類固醇並定時定量使用，就不必擔心副作用找上門**。而且，藥物經人體吸收並經過幾天正常的代謝程序，最終都會排出體外。

另外，**病症初期的當務之急，就是盡快止癢消炎、將膚況穩定下來。所以應在一開始配合較強效的外用類固醇，但使用期間僅限一週，最長不超過兩週，這樣就已能充分達到效果。**

類固醇若隨便開立，醫師自是責無旁貸，而患者本身也應對藥物強度、劑量、使用期間等有清楚的認知。只要醫病雙方能齊心協力、輔以正確觀念，就不必再對「副作用」產生擔慮。

3 類固醇以外的外用藥與口服藥

認識免疫抑制劑他克莫司

前文曾提到「他克莫司（Tacrolimus）」，以下就針對這種免疫抑制劑加以詳細說明。

日本皮膚科臨床上被核准使用的抗異位性皮膚炎發炎藥物只有兩種，那就是「類固醇」與「他克莫司」。所以皮膚科醫師的建議用藥往往也屬於這兩者。

一般民眾可能對於「普特皮軟膏（Protopic Ointment）」這個名稱比較熟悉，但其實它就是「他克莫司」。為了避免混淆，接下來我都會直接使用「他克莫司」或「他克莫司軟膏」來做說明。

他克莫司是一種免疫抑制劑，它與類固醇相同，功能是抑制搔癢、減少發炎反應。

這種軟膏的最大特徵是吸收程度和肌膚紋理狀況呈反比，也就是當肌膚因發炎粗糙時，吸收效果最好，待症狀稍緩、肌理恢復平整時，反而不容易再被吸收，也因此，會自行降低他克莫司軟膏輕微灼熱、刺癢感等副作用。

當肌膚嚴重發炎、化膿流湯時，就要合併使用外用類固醇；若單純需鎮靜發炎時，則使用他克莫司軟膏，兩者可視症狀交替使用。

此外，他克莫司軟膏又分為「成人用」與「兒童用」兩種，成人用的藥效強度相當於中效（Strong）的外用類固醇，兒童用的他克莫司軟膏則約為中弱效（Medium）的外用類固醇。

當病情嚴重時，則需改用最強效（Strongest）或強效（Very Strong）的外用類固醇。

曾有研究指出，大量且長期使用免疫抑制會提高淋巴瘤形成的機率，因此，醫師在開立相關處方時，也有義務一併告知病患。但相關研究也已證實，一般消炎用的劑量並不足以危害健康，所以大家無須過度緊張，也不必擔心因為採用他克莫司而罹患皮膚癌。

口服藥中，環孢素優於類固醇

異位性皮膚炎患者也常問我：「除了擦藥，還有沒有其他吞的或吃的藥？」答案是：「有的！」

異位性皮膚炎的口服藥物包括：抗過敏藥、抗組織胺、口服類固醇、免疫抑制劑、漢方藥等。但抗過敏藥與抗組織胺的止癢效果有限，**口服類固醇也不宜長期服用**。

因此，我最常使用的是**免疫抑制劑「環孢素（Ciclospolin）」與漢方藥**。

環孢素與前面提到的他克莫司同屬免疫抑制劑，常見的藥品名為「新體睦（Neoral）」。

但它較可能引起嚴重的腎臟副作用，臨床上也只會在抗過敏藥無明顯療效，或治療異位性皮膚炎、乾癬等嚴重皮膚疾病時才會使用。

讓我獲得二〇〇二年巴黎國際皮膚科學會「個人研究獎世界第一名」殊榮的，也正是關於「環孢素如何抑制異位性皮膚炎搔癢的機制與效果」之研究。也因為這項研究，使我深諳環孢素的使用時機與對應症狀。後續在本書章節的個案分享中，將有更多的應用探討。

環孢素與杜避炎的效果均可期

可惜的是，目前許多醫師甚至包含皮膚專科醫師，對於使用環孢素仍抱持保留的態度。

原因之一，在於「缺乏臨床試驗數據」。臨床數據是指藉由足夠數量的受試者參與藥物或治療試驗後，確認藥效與安全性無虞所歸納出的數據資料。

在日本，皮膚科醫師原則上都是依照日本皮膚科學會所頒布的「異位性皮膚炎診療指引」替病患進行診治。其中雖已核准重症患者得以使用環孢素，但對於初期投藥量、如何避免症狀惡化與治療空窗期的「維持療法」應持續多久等，都無明確的臨床實證和規範，只能憑醫師自行斟酌拿捏。

而實際用過環孢素的皮膚科醫師以及能夠配合治療的醫院，也寥寥無幾。

至於我所提出的環孢素使用原則，則包括：「投藥以八週為標準期間，最長不超過十二週，到下次投藥前需間隔兩週」及「需定期追蹤患者腎臟機能與血壓、持續測量血液中環孢素濃度」等。另外，若病患本身有腎或肝臟方面疾病，就得更加謹慎。

其實，只要配合定期追蹤，就能有效避免環孢素的副作用。

此外，最近也出現藥效足以媲美甚至超越環孢素的注射藥物，像「杜避炎（Dupilumab）」就是其中之一。

杜避炎對與異位性皮膚炎發作密切相關的「細胞激素（Cytokine）」具有良好的抑制效果，而且只要維持發炎與抗發炎細胞激素間的平衡，就能顯著改善搔癢症狀——許多本院患者都能證實其療效。

杜避炎這類型藥物在臨床上的獲准使用，無疑替異位性皮膚炎的治療開創新局。**今後，我們在放心用藥之餘，也期待更多減緩異位性皮膚炎病程的嶄新療法與新藥問世。**

也正由於在治療上可以有更多選擇，所以希望大家不要輕言放棄，想要讓自己的症狀好轉，一定要前往皮膚科接受專業治療。

4 合併「漢方藥」，能展現前所未有的療效

超越西洋醫學的整併藥療

每當聽見患者開心地跟我說「醫生，漢方藥真的有效耶！」我就會備感欣慰，因為自己苦心研究多年的結果能替患者減輕痛苦。

有關漢方藥的研究過程，要從我還在富山醫科藥科大學（今富山大學）附屬醫院執醫的時期說起。

當時，我發現一個西醫治療上難以突破的瓶頸，那就是：即便所採用的藥物藥效再強，反覆受復發搔癢所苦的慢性皮膚病患者仍然沒有減少；即使已經運用最先進的西醫技術，但在臨床上還是有未能突破之處。

所幸，富山醫科藥科大學同時設有「和漢藥研究所」，並擁有先進的和漢藥研究技

術。「和漢藥」是指以中國傳來的配方和技術為基礎，與日本原有的草藥知識相結合的藥方。而「東西醫融合」也是本校的辦學理念之一。

因此，對於難治的反覆搔癢，我開始在西洋醫學的基礎上合併漢方藥療。

結果，我發現：**比起單純依靠西醫療法，輔以漢方藥更能大幅降低搔癢復發的機率**，還可迅速明顯改善異位性皮膚炎症狀；而且**在配合漢方藥的十六週後，約可減少近30％的外用類固醇劑量**。

此外，東西醫療雙管齊下，不但有助緩和症狀，還能調理體質，達到抑止過敏症狀、消除疲勞、止癢等效果，甚至促進其他症狀迅速復原。

之所以能有這樣的成果，都是源自東西醫學最新技術的融合。

反應在異位性皮膚炎的治療上，若有以下情況，更適合搭配漢方藥療法：

- 搔癢慢性復發，試了各種藥物仍不見成效。
- 擔心長期擦抗發炎外用藥會產生副作用。
- 本身希望盡量避免使用外用類固醇。

改善體質、調理身體，從根本做起

漢方藥最大的特點，就是能由裡到外調理身體，**也就是所謂的改善體質**。

一般西洋醫學容易將「搔癢起疹子」、「臉部泛紅發燙」、「易疲倦」等症狀直接對應病名，**也就是「頭痛醫頭、腳痛醫腳」的思維**，治療方式可能較單一，也容易出現「見樹不見林」的狀況。

使用漢方的東洋醫學，則較具綜觀性，能見微知著，**將患者表現出的症狀與體質、體力、身體狀況一併分析，歸結為不同的「證」，也就是疾病的證據**，然後，再藉由整體體質的調養，全面一舉消除所有症狀。

因此，也有不少人視東、西洋醫學為對立的兩派。但我認為，**西醫與東洋醫學應該是相輔相成的存在**。而且，就實務面來看，兩者並用的效果更是相得益彰。

你是哪一種證型？肌膚會告訴你

「證」大致可分為「實證」與「虛證」兩種證型。

東洋醫學將「氣、血、水」視為維持人體恆定的三大要素，而氣、血、水的組合變化，也會構成各種「證」的表現。

「氣」遍佈體內，是最重要的生命能量，也是人體的活力來源。

「血」循環全身，負責替組織器官供給養分，也指血液與荷爾蒙。「水」則泛指人體內各種液體（津液），攸關代謝與免疫機能。

看到這裡，你可能也覺得這些觀點有別於平時耳熟能詳的西醫概念，而且不太好懂。的確，要透過「證」與「氣、血、水」明確診治潛藏於患者五臟六腑與神經脈絡中的症狀，並不是件容易的事。

但請各位放心。因為肌膚是肉眼可見的器官，所以經由顯現在肌膚上的「病徵」，即「證」去推測、診斷，可說相對容易且非常準確。或許也可以說，東洋醫學正是為皮膚疾病量身打造的一門學問，其中當然也包含異位性皮膚炎。

漢方藥處方的開立管道

若想請醫師開立漢方藥，不妨先徵詢皮膚科醫師的建議。

因為對病患膚況、症狀與病灶最瞭若指掌的，非皮膚科醫師莫屬，而他當然也最清楚病患的體質與身體狀況好壞。

在日本，**能替病患開立漢方藥的不僅限皮膚科醫師，包括內、外科等各科醫師，都可以因應病人症狀調配適合的漢方處方。**

那麼，有肌膚搔癢困擾的人，究竟較常使用哪些漢方藥呢？以下就為大家舉一些常見的例子：

「當歸飲子」：專為體質虛寒、肌膚乾粗者調配；體內蓄熱或有發炎症狀者勿食。

「黃連解毒湯」：能清熱止癢。有畏寒症狀者不適宜。

「消風散」：適合用以對應滲溢較多分泌物的濕疹及伴隨而來的慢性搔癢。

「十味敗毒湯」：這項湯方因日本江戶末期名醫華岡青洲採用中藥製成而聞名。有助維持肌膚潤澤、具止癢效果。

此外，很多人對漢方藥的印象是「好得慢」，但事實上，許多漢方藥也具即效性。以下就個人經驗，擷取幾種較具代表性的例子做介紹：

「茵陳五苓散」：專治引起口乾舌燥、水腫的急性蕁麻疹，能快速利濕祛熱。

「小青龍湯」：能立即舒緩花粉症或過敏性鼻炎所引起的不適。

「麻黃湯」雖未與肌膚問題有直接關聯，但常用於治療感冒初期症狀；藥效若順利發揮，一天內就能明顯好轉。

區別虛證與實證的身體表徵

虛證		實證
消瘦、虛胖	體格	肌肉結實
容易疲勞且體力恢復慢	體力	不易累且體力恢復快
易出汗	汗	不易流汗
肌膚乾燥	皮膚	肌膚有光澤
氣弱、氣短	呼吸	氣粗
較微弱	聲音	較響亮
舌苔少	舌	舌苔多
臉色蒼白或萎黃	氣色	臉色偏紅潤
食量小、進食慢	飲食①	食慾佳、進食快
喜歡熱食	飲食②	喜歡冷食
手腳易冰冷、怕冷	是否畏寒	手腳不易冰冷、較耐冷
腹部軟	腹部	腹部脹、按壓會腹痛
易下痢	排便	易便秘
較內向文靜	行為特質	較外向活潑
較規律	生活作息	較不規律
不太能熬夜	熬夜習慣	習慣熬夜
偏好厚重衣物	穿著	喜歡輕薄裝扮
易嚴重經痛	生理痛	幾乎沒有

若虛證項目符合較多即屬「虛證」；實證項目符合較多則為「實證」；介於兩者之間則可視為「虛實混合證（中間證）」。

5 誤信偏方、夜間搔癢，會成為治療的阻礙

異位性皮膚炎的四大成因

「異位性皮膚炎難以根治」、「擦類固醇會讓異位性皮膚炎更嚴重」……，至今還是有許多人對這些錯誤觀念深信不疑，甚至相信「泡溫泉能讓異位性皮膚炎痊癒」、「芳療可以治好皮膚炎」等，把許多沒有根據的方法奉為圭臬。

身為醫師，我只能說：但願每位病患都能遠離這些道聽塗說，擺脫錯誤認知，趕快開始接受正確適切的治療。

不過，為什麼大家會輕易相信這些說法呢？

我們不妨先從認識異位性皮膚炎的成因談起。基本上，異位性皮膚炎的**成因可分為「體質」與「體質外」兩大類**。

「體質」又可分為「過敏因素」與「肌膚因素」；「體質外」則包含「外在成因」及「內在因子」。

・過敏因素

這是指遺傳性過敏體質。若體內較容易製造「IgE 抗體」（詳見第34頁），也會提高免疫反應失控的機率。

・肌膚因素

通常是指肌膚防禦機能先天不足的體質。這類肌膚本身較缺乏皮脂膜、賽洛美與天然保濕因子這三大維持健康的要素。

・外在成因

泛指所處環境中具有塵蟎、灰塵、花粉等常見過敏原。

・內在因子

即指疲勞與壓力。

破除沒有根據的皮膚炎傳聞

然而，就算符合上述體質與體質外條件，也不代表一定就會出現病徵，而這也正是異位性皮膚炎的惱人之處。

舉例來說，有的人即使體內 IgE 抗體數值偏高，也不見得會誘發異位性皮膚炎；也有人經過檢查、排除過敏原之後，仍不見好轉跡象。

又好比同樣處在「滿室灰塵、塵蟎」的髒亂環境，有些人會感到渾身不舒服，卻也有人可以安之若素、毫無感覺。也就是說，即便人、時、地、物各種條件相同，但症狀的發作也不一定有規則可循。

此外，個人的健康狀況與精神狀態不同，也會對病況造成一定的影響。所以，並不是每位醫師都能給予最周全的治療，甚至，找不出真正病因就敷衍了事、忽視問題核心的無良庸醫，也所在多有。特別需要注意的是，**過敏原與疾病惡化條件也會因人而異**。

再加上對於治療的反應也會受患者本身體質與生活習慣左右，所以，種種變因都會更增添用藥與治療判斷的困難度。

在這樣的情況下，各家醫師獨門的皮膚炎理論便開始如雨後春筍般冒出，其中當然不乏早就過時甚至毫無療效可言的方式，然而，各種偏方眾說紛紜，只會讓民眾更加一頭霧水。所以，我還是希望大家能尋求真正專精於異位性皮膚炎的「專業皮膚科醫師」協助，並接受正確妥善的治療，這樣才是有助擺脫病況的正途。

根治皮膚炎無法速成！順利揮別肌膚問題的三大要點

舒緩異位性皮膚炎的關鍵在於「維持肌膚狀態穩定」，要點有三：

①對症下藥

肌膚發炎或搔癢難耐時，務必使用消炎止癢的外用藥或口服藥，以避免症狀加劇，同時，也要克制搔抓。

②做好肌活

抵禦外界刺激、強化肌膚防禦力，就從日常生活做起。切記「保濕、降溫、清潔」是肌活的三大關鍵。

③遠離有害肌膚的內外刺激

盡量避免塵蟎、灰塵或致敏食物等過敏原，少穿容易刺激皮膚的衣物。同時也要適時排解壓力，讓自己遠離過勞。

這些看起來沒什麼了不起的做法，只要養成習慣長期保持，就能看見肌膚的轉變。

近年來，網路上強調「速效」的皮膚炎偏方多得讓人眼花撩亂；而走進書店，放眼望去也盡是各種書名聳動的相關書籍雜誌。而往往這些以「速成、高效」為訴求的方法，更讓上述三大要點相形失色。然而，難道你不曾懷疑：「這樣就能治好我的皮膚炎嗎？」

異位性皮膚炎的誘發因子因人而異，甚至僅有些微差別，所以，如果將坊間那些速成療法照單全收，其中適合自己的機率終究不到千分之一。也因此，與其將健康押在毫無勝算的賭局，**不如按部就班、腳踏實地遵從醫囑，才更有機會戰勝惱人的皮膚炎。**

戰勝夜間搔癢，是根治異位性皮膚炎的關鍵

搔癢的程度日夜截然不同，可說是異位性皮膚炎患者共同的深刻經歷。通常，白天會斷斷續續輕微搔癢，但一到晚上，患部就會突然變得奇癢無比。

其實，這也與人體的自律神經有關。

我們之所以不必特地對身體下指示，心臟就會跳動、腸胃就會消化食物、血液就會循環全身上下每個角落……，這一切全都仰賴自律神經的調節作用。

自律神經可分為「交感神經」與「副交感神經」。當我們情緒緊繃或興奮，「交感神經」的運作就會比較活絡；至於讓身體得以放鬆休息、進入睡眠，則是由「副交感神經」負責。

白天交感神經充分發揮作用，能讓我們全神貫注投入工作或家事。而在癢的感受方面，因為工作與人際互動會讓人神經緊繃，所以也就分散了對「癢」的注意力。加上交感神經同時也會幫忙暫緩癢感，也因此，白天搔癢的感覺會較零散且微弱。

入夜後，結束了一天的工作，身心都放鬆下來，便輪到副交感神經登場。副交感神經能活化免疫細胞，但免疫機能過高則容易引起不必要的過敏反應，**讓夜晚的搔癢變本加厲**。於是，夜間搔癢就成為異位性皮膚炎治療上的一大難關。

白天癢感較不明顯時，比較容易克制搔抓的衝動，也能藉由塗抹保濕產品達到鎮靜肌膚的作用。

然而，全身放鬆、半夢半醒的夜晚，則容易無意識地頻繁抓癢，造成肌膚損傷。就連二十幾歲的成年人，肌膚循環週期平均也要二十八天左右，而短短幾秒鐘的搔抓，就會讓好不容易再生的肌膚毀於一旦、傷口越抓越深，更加增添治療的難度。

因此，**如何解決夜間搔癢，就成為治療異位性皮膚炎相當重要的一環**。

避免難纏夜間搔癢的妙方

在這裡，我謹提出下面幾種方法有助擺脫夜間搔癢的方法，以供參考：

①做好肌活並首重保濕

過敏原容易從肌膚乾燥部位、濕疹患處或搔抓傷口等屏障功能較弱的地方趁隙而入，所以肌膚愈乾燥，愈要加強保濕。

②配合外用類固醇或他克莫司軟膏

外用類固醇能快速舒緩濕疹造成的肌膚發炎。

③試試抗組織胺等口服藥

抗組織胺藥物能有效緩和搔癢。

④把指甲修短

指甲過長容易抓傷肌膚、加深傷口。建議將指甲修短並維持平整。

⑤濕敷療法

預防夜間搔抓可參考第110頁的濕敷方式。塗抹藥膏後套上浸濕的束套，最後再取乾布完整包覆即可。

⑥戴上手套

戴著手套睡覺，也是預防搔抓的方式之一。市面上手套款式很多，可隨個人喜好選擇有助隔離搔抓的類型。

濕敷療法

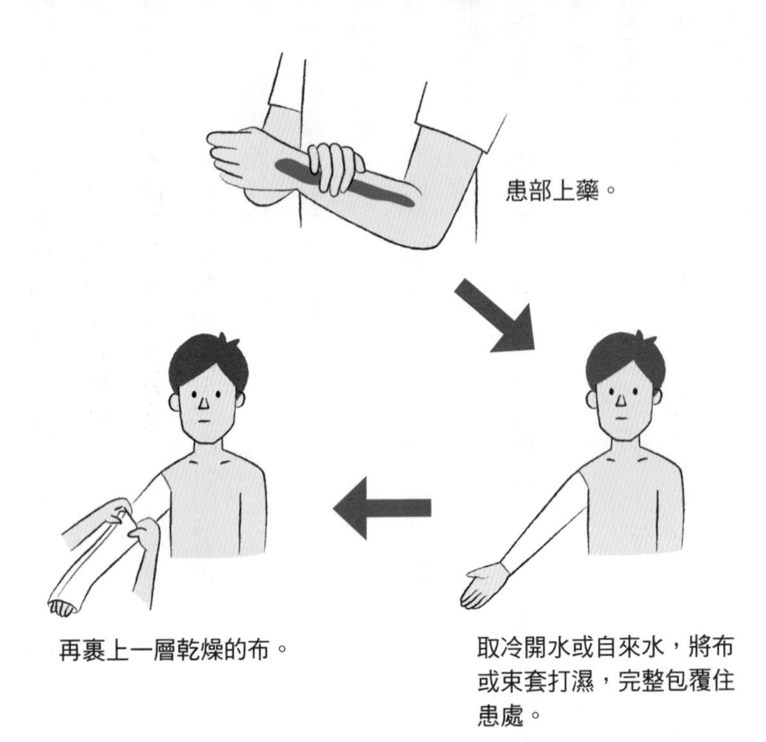

患部上藥。
再裹上一層乾燥的布。
取冷開水或自來水，將布或束套打濕，完整包覆住患處。

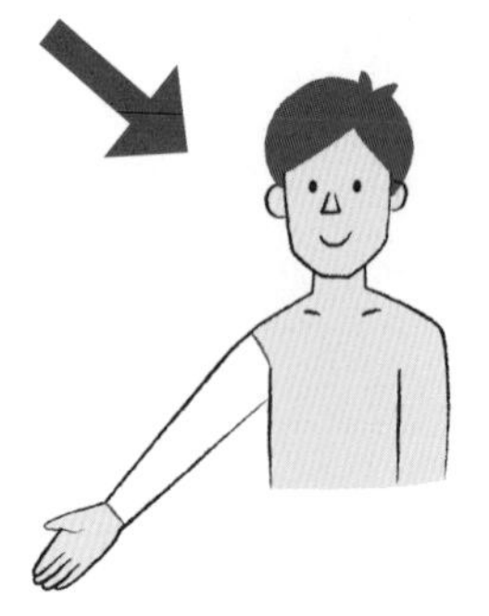

這樣就能避免睡夢中不自覺搔抓，隔離不必要的傷害。

6 經驗分享一：使用環孢素，短短幾天肌膚出現驚人轉變（A小姐）

那些連穿學校制服都感到不舒服的日子

本院至今協助過無數病患，讓許多病人在看診後不僅揮別異位性皮膚炎，還學會「自己的皮膚自己救」的方法，從此輕鬆維持肌膚健康。

在這裡，我謹從為數眾多的真實病例中，挑選3則與各位分享。

A小姐打從還在襁褓中就患有輕微的異位性皮膚炎，母親為了照顧她，可說費盡心思，包括在飲食方面避免過多的人工添加物、在衣物洗滌方面不使用合成清潔劑和洗衣精等。也多虧母親的一番苦心，讓她在小學畢業前能過著和一般人無異的校園生活。

然而，上中學之後，一切開始不一樣了。因為A小姐的全身性肌膚搔癢突然嚴重發作，不但夜夜無法好眠，加上整天衣服摩擦搔癢不止，種種的不適讓她百般痛苦。

她到住家附近的皮膚科求診，但醫生只要她「避開過敏原、一天沖三次澡」。然而，**她連過敏原從何而來都不知道，想避也避不了**。更何況，在學校不可能隨時沖澡，加上病因未明只能吃藥治標，如此一來，她的皮膚炎當然愈來愈嚴重。

就這樣持續了半年，某天，A小姐在化學纖維公司工作的父親突然想到，或許能藉由「貼膚測試」找出過敏原，於是，便帶著女兒至附近皮膚科進行檢測。這項檢驗的方式是在患者背部貼上待檢測的過敏原貼布，並做上記號，靜置48～72小時後移除貼布、觀察變化，然後判讀結果。最後，終於發現讓她皮膚出問題的元兇，正是學校制服的衣料纖維。

從那天起，A小姐的母親便幫她把制服換成純棉材質。但制服裙若改成棉布容易起皺，所以，只能暫時在裙子內穿上棉質黑色褲襪。而體育課規定要穿的運動服，也無法任意換穿，只好在運動服內加穿棉製內搭，至於易接觸肌膚的袖口，則另外縫製一層棉布做隔離。

「好想和大家一樣！」只想過平凡生活的渺小心願

然而，穿著不同材質上衣、還要套上黑色棉褲襪這樣有別於其他學生的穿搭方式，讓她在學校彆扭不堪。

加上當時的她不懂得要向老師或同學解釋自己的病情，因此吃盡苦頭。

有一次運動服袖口不小心碰到皮膚，導致搔癢發作，她試著把內搭上衣拉出來點，卻被老師斥責：「不要把裡面的衣服露出來！」。

此外，因為擔心一旦搔癢發作會無法上課，所以，學校午餐供應的咖哩她不能吃，巧克力和蛋糕之類會加重症狀的食物也不能碰。往往，她看著同學們開開心心、津津有味地一起吃著甜點，自己只能默默暗自傷心。

那時候，她只盼望一件事。

就是**「和大家一樣過著普通的生活。」**

因為，對於正值青春期的少女來說，被迫穿上不同制服、無法隨心所欲和大家一起吃吃喝喝……，這樣長期飽受壓抑的生活真是痛苦不已。身心備受煎熬之餘，甚至讓她萌生「如果註定要這樣過日子，那還不如不要出生」的悲觀念頭。

就在她感到瀕臨崩潰時，母親透過朋友介紹輾轉得知本院「URUOI 皮膚科診所」，並帶著A小姐前來接受治療。

正確治療後，四天就出現奇蹟般的轉變

經過仔細問診，詳加了解她的病史、求診經歷與目前狀況後，我決定給她開立免疫抑制劑：Ciclospolin。

就這樣，在接受治療不久之後，她的病況出現了明顯的好轉。

「在這之前，我的世界黯淡無光！」她告訴我，按時服藥後沒過幾天，眼前的世界似乎煥然一新、恢復往日燦爛。她也開心地向母親表示：「我覺得好像獲得重生了！」真切感受到**「不再搔癢的日子，才覺察活著的美好。」**

A小姐擺脫異位性皮膚炎之後，終於能夠好好享受一般人的生活。

但要注意的是，即使症狀明顯改善，也不能完全掉以輕心，因為還是有可能反覆發作。此外，也有人會在睡夢中無意識去抓剛癒合的傷口，造成不適。

針對開立環孢素讓病患使用，也許有些醫師沒有十足把握。但以我對其療效的熟悉度以及在相關領域的研究，讓我有絕對的自信這樣說：正確運用環孢素不是問題！

藉由配合症狀調整環孢素口服劑量，合併外用類固醇、抗組織胺塗抹，再搭配有效保濕並仔細追蹤病情，就能讓整個療程進展順利。

由於A小姐也很努力遵照我的指示，每天認真執行肌活，所以，沒多久，她的皮膚在入夜就寢後也不再感到搔癢，徹底達成「靠正確保濕就能維持膚況穩定」的終極目標。

立志成為皮膚科醫師！讓更多患者的肌膚出現美麗蛻變

A小姐的人生，開始脫胎換骨。

由於肌膚不再搔癢難耐，讓她能更全神貫注於課業，所以，她決定以醫學系為目標。

「我想用我自身的經驗，去幫助更多和我一樣曾受肌膚問題所苦的人，也想成為像您一樣的皮膚科醫師！」她對我說的這一番話，讓我永遠也忘不了。

後來，A小姐如願應屆考上國立大學醫學系，還前往美國最具權威的異位性皮膚炎實驗中心進行為期半年的研習。而當時還是學生的她，不但提出研究成果，還被獲准在國際研究皮膚科學會上發表。

以前那個總是因皮膚炎臥床不起又脆弱的A小姐，真的消失無蹤了！如今的她，正朝著替病人設身處地著想的優秀醫師之路邁進，並運用課餘時間從事志工活動、幫助震災災民，甚至受到電視媒體的邀約採訪。看到她這樣努力活出屬於自己的美麗人生，真是令人高興！

若要更換主治醫師，需多加留意

有一件事，我想特別提出來補充說明。那就是A小姐離開家鄉去念大學時，我曾寫了一封信到她學校附近的醫院，希望協助她在外地繼續進行環孢素療程。

然而，那邊的醫生因為沒有使用環孢素治療異位性皮膚炎的經驗，又怕產生副作用，所以，沒有答應幫A子小姐開立相關處方。而這個狀況，讓她的搔癢不斷復發，只好利用每次放假回家的機會，來診所找我拿藥。這樣來來回回好幾年，才得以讓她順利度過不受搔癢干擾的大學生活。

最後，她希望我告訴各位讀者：「**不要讓肌膚搔癢阻礙你的美好人生，因為那太不值得。只要擺脫異位性皮膚炎，就一定能活出自信、屬於自己的燦爛人生。**」

7 經驗分享二：從出生到現在如影隨形的異位性皮膚炎，竟奇蹟改善（B小弟）

治療不見效？找出根源才是關鍵

「這孩子剛出生就被診斷出有異位性皮膚炎。」母親帶著B小弟來到我的皮膚科診所時，他已經3歲。

伴隨搔癢的紅腫或疹子，好發於學齡前幼兒，而且通常是濕疹、脂漏性皮膚炎或蕁麻疹等所引起。

但若病灶呈對稱分佈，未滿1歲的幼兒症狀持續長達兩個月，或未滿6歲的幼兒症狀持續半年以上，就要留意是否為異位性皮膚炎。

剛出生就因免疫系統失調而引發過敏，這在嬰幼兒中算是相當常見的狀況，也是誘發異位性皮膚炎的因素之一。

有的孩子可以在1歲半至2歲左右靠自體免疫調整，讓皮膚炎自行痊癒，但B小弟直至3歲，皮膚炎發作時都會整個臉頰紅腫、患部化膿流湯，甚至全身乾皺缺水，皮膚也呈現紫色並有異常增厚的現象。

只是，異位性皮膚炎具有「時好時壞」的特性，所以即便母親帶著他求助過好幾間醫院，卻仍不見好轉；B小弟的皮膚炎始終反覆發作、每況愈下。

這樣的狀況，讓四處奔波、已經筋疲力盡的母親開始責怪自己：「都是做媽媽的太沒用……」她說，在孩子最可愛的年紀，卻因滿臉傷口紅腫潰爛，而無法像別的孩子一樣盡情拍照，就連僅存的照片，也因為不想每次看到他的肌膚慘狀都心疼落淚，所以就都全部丟掉了……。

我始終認為，**治療異位性皮膚炎的關鍵，在於透過問診全盤掌握病患的生活習慣與身體狀況，徹底找出原因之後，才能對症下藥**。

所以，我在多次看診過程中，不斷向B小弟的母親詢問孩子的病史、曾經接受過的治療、後來出現哪些狀況等，並一再詳加確認。

同時，也因為認為不應把責任都丟給母親，尤其是在面臨重要決定時，孩子的父親更不該缺席，因此，我也請B小弟的爸爸務必抽空前來陪診。然而，由於他的工作狀況特殊，只有禮拜天能挪得出時間，也因此，我也特別配合這家人的時間進行診療。

不使用處方藥，自行購買的外用藥更可怕

很快地，我就發現：一而再、再而三失敗就醫經驗，讓B小弟的媽媽心灰意冷、對醫療信心盡失。對於這個現象，我覺得醫生必須負起最大的責任，因為那些醫生並沒有依照正確治療方式處理B小弟的皮膚炎。

但另一方面，媽媽的處理方式其實也大有問題。因為，她完全沒有使用醫師開的處方藥，取而代之的，是每個月花新台幣15萬元鉅額購買來路不明的「深層水」，供孩子洗臉或入浴，甚至當成飲用水來喝。

此外，她也曾自行購入坊間的抗發炎乳膏給孩子使用。

那種藥膏並非外用類固醇，而是標榜「非類固醇」的外用藥——基於對「類固醇」三個字避之唯恐不及的心態，只要一看到「不含類固醇」的藥品，她都願意嘗試。

但是，**越是脆弱、易起疹的異位性皮膚炎肌膚，越不應該選擇「不含」類固醇的藥物**。事實上，我看過太多反效果的例子了！而經過實際檢查，B小弟起疹子的原因正是來自那條不含類固醇的抗發炎乳膏。

停止使用非類固醇抗發炎的藥物，你就已經踏出根治異位性皮膚炎的第一步。

我明白B小弟母親對於類固醇的強烈恐懼，所以一開始我請她在上藥前先塗一層凡士林，做為肌膚的防護網，但我也不會刻意跟她保證這麼做就會避開類固醇，相反地，我會試著和她溝通，讓她慢慢了解使用類固醇的必要性，化解不必要的疑慮。

而為了達到徹底消炎之效，治療第一週我採用的是強度居次的強效（Very Strong）類固醇外用藥，第二週則改採中效（Strong），之後便以一天兩次的頻率輔以中弱效（Medium）的外用類固醇。

經過一星期的治療，B小弟的臉部發炎很快就消退，紅腫也舒緩不少。母親第一次見到孩子光滑細緻的臉蛋，激動地打電話給我分享這份喜悅，我也非常替他們感到開心。

但有一點說明必須補充。

在嬰幼兒的臉部肌膚塗抹強效外用類固醇，在當時可說是非常大膽的舉止，**但是在皮膚炎的治療上，我一向堅守一開始外用類固醇要「用得夠多」的原則**，不妨參閱第77頁的下圖解說。若在初期大量用藥，接下來只要採取預防療法就能維持現狀，並達成一開始所設立的「有效舒緩症狀」目標。

堅持到最後，不擅自停藥的人才是贏家

B小弟的皮膚炎雖然有起色，但治療還沒有完全結束。

然而，因為我沒有嚴格叮囑**「即使症狀減輕，也一定要持續擦藥」**，讓母親一見到病情好轉，就擅自停用外用類固醇，導致孩子的肌膚一週後又開始發炎泛紅。

此時，我必須讓她知道這不是單純復發，也不是因為「擦了類固醇才變嚴重」，而是因為異位性皮膚炎常呈現「表面看起來已經痊癒」的假象，但實際上「內部還在發炎」，所以在錯誤的時間點擅自停藥，就會前功盡棄。

就這樣，大約三週之後，孩子的全身發炎總算緩和下來，皮膚上也只剩下些微的色素沉澱。這時，我才請她停用外用類固醇，並改以他克莫司軟膏維持肌膚穩定。又再過了兩個月後，我將他克莫司軟膏的使用頻率降低為每週兩次，輔以口服組織胺緩解搔癢、改善膚況。

由於發炎、搔抓削弱了肌膚屏障，加上肌表水分流失，讓B小弟同時也受皮膚乾燥症所擾。不過，只要配合適度「肌活」就能有顯著改善，就算偶有不適，也只要塗抹2～3天的他克莫司軟膏即可獲得舒緩。後來，B小弟到了小學三年級之後，那些惱人的皮膚症狀就再也沒有出現過了。

8 經驗分享三：與皮膚炎苦戰三十多年未果，最終花半年贏回健康肌膚（C小姐）

過度濫用良藥，也會變成毒藥

「我今天雖然是來看診，但老實說，我已經沒有力氣再接受什麼新的治療了……」

這是C小姐第一次來本院看診時，對我所說的話。

因為虛擲三十多年光陰對抗異位性皮膚炎的她，早已不堪負荷、精神衰弱，整個人看起來有氣無力。

然而，就在接受本院治療半年後，她的肌膚症狀幾乎全部好轉。

並且，就在順利擺脫肌膚搔癢之後，她也變得積極正向，不但順利結婚生子，還成為瑜珈教師，家庭與事業兼顧，人生美滿。

其實，C子小姐的異位性皮膚炎早在未滿週歲時便已發作，當時父母也請附近皮膚科醫師開了外用類固醇給她使用，只是沒有想到，小小的她後來竟一路飽受異位性皮膚炎之苦，時間長達三十多年之久。

曾經，在她小學到中學一年級這段期間，症狀一度獲得控制。

但是，來自學校人際關係、家庭問題等種種因素所產生的壓力，讓她的皮膚狀況再度陷入惡化，全身發癢、發炎不斷，類固醇也因此用得更兇。

過沒多久，她的身體莫名越來越沉重、臉也跟著浮腫，就算有醫生明確指出是副作用作祟，但是為了舒緩搔癢所帶來的不適，她還是繼續擦類固醇。

上了高中之後，她的類固醇劑用得更兇。只要肌膚稍有乾粗或些微發炎，她就會頻繁塗抹類固醇外用藥，連眼周或嘴角也不放過。

問題是：**即使是嚴重發炎，外用類固醇一天最多也不能塗超過兩次，而且必須配合症狀縮減使用次數，這點非常重要。**

換句話說，就是因為當時的醫生沒有讓C小姐了解定時定量用藥的原則，所以導致她養成「皮膚一不舒服就擦類固醇」的錯誤習慣。

拒絕類固醇、不做保濕，只會讓肌況惡化到谷底

就這樣，在一連串反覆的煎熬中，C小姐從高中畢業，準備踏入社會；而面對新工作的適應期與人際相處的壓力，又讓她的皮膚再度惡化。

20歲的她，肌膚的狀況已經嚴重到「不管擦再多類固醇也無法改善」的程度，全身幾無一寸完好，到處化膿、出水，而永無止境的持續搔癢更讓她瀕臨崩潰。再加上體力耗竭、頭痛、持續發燒等濫用類固醇所導致的副作用，最後，她終於再也承受不住，在21歲那年決定離職。

但是，即使在家休養，全身皮膚奇癢無比的症狀還是讓她怎麼樣都睡不好，因此，她下定決心「戒掉類固醇」，並開始試著尋求當地醫院的醫師協助。

只是，經年累月大量使用類固醇之後，突然間要完全停用，恐會引發感染，所以，在醫師勸說下，她決定住院一個月進行觀察。然而，她的皮膚搔癢始終不見起色，就連有人從旁經過拂起的微風，都會讓她的傷口隱隱作痛，脆弱的眼周更是癢到讓她想把眼珠挖出來。

出院後，C小姐也開始研究類固醇以外的治療方式，甚至嘗試過無數種方法，包含

溫泉療法、與肌活完全反背道而馳的「零保濕」等，但是無論怎麼努力，依然不見任何好轉跡象。

又過了幾年，C小姐的病況更加嚴重，就算一天睡覺超過20小時，也無法減輕疲憊感。她整個人渾身乏力，常常連起床、吃飯的力氣都沒有。後來，她透過網路加入異位性皮膚炎患者的互助社團，也因此得知敝診所的相關訊息。

第一次來看診時，她已經34歲了。

找到值得信賴的醫師，就是邁向治療成功的第一步

治療異位性皮膚炎最重要的就是初期階段。所以，務必花點時間與你的醫師詳談，增進對彼此的理解，建立醫病間的互信。

我向C小姐仔細確認她過去的治療歷程、病史、症狀與目前感受，也從中了解到她對類固醇的恐懼與對醫師的不信任。

要打破患者心房、讓對方將自己的想法和生活細節全盤托出，這對醫師和患者來說，都不是件容易的事。

但身為醫師，就必須以同理心找出疾病遲遲不見起色的癥結，才能為患者擬定適合

的治療方針。這與「運動員需要信任教練、才能攜手朝著終點邁進」是同樣的道理。唯有雙方具有共識、擁有共同目標，才有機會共享美好成果。

C小姐告訴我，她已堅決不再使用類固醇。

我當然不會強制病患使用類固醇。所以，我能做的就是讓她徹底了解外用類固醇的特性、副作用、正確使用方式、應避免使用時機、配合用藥，以及預設整個療程可能會遇到哪些狀況等事實。

此外，也必須先設立**治療的最終目標**，例如「只維持肌活就能讓搔癢不再復發」或「能一夜好眠、重返工作崗位」等。

明確的療程規劃，不可或缺。

聽完我的說明後，C小姐選擇了「預防式療法」，並答應繼續使用類固醇外用藥。

配合漢方藥，有效加速療程

為了治療C小姐的肌膚問題，我採用了以下幾種方式：

①依照類固醇強度與劑量標準，再細分不同部位（如頸部、軀幹、手臂、腿部等）的使用程度之後，仔細塗抹。

②在臉部肌膚使用他克莫司藥膏。

③為配合敏感脆弱的肌膚，必須選擇刺激性較低的洗面乳、化妝水、防曬等用品，而且最好都先少量試擦、確認無虞之後再使用。

④搭配漢方藥。例如能有效止癢的「十味敗毒湯」、能改善畏寒增進體力的「人參養榮湯」等藥方。

⑤若搔癢加劇，可口服抗組織胺。

至於回診頻率，我都建議病人基本上以「治療初期每週兩次，症狀明顯減輕並進入維持療法後，改為每週一次」為原則。但是因為C小姐住得比較遠，所以改為每兩週回診一次，再視情形調整類固醇強度與使用次數。

就這樣，進入治療後兩週，她的發炎狀況出現明顯好轉。

在這之後，即使偶有復發，也逐漸能有效控制。

又過了不到半年的時間，原本讓C小姐深受其擾的搔癢症狀，已大幅減輕至「不影響日常作息」的程度，甚至身邊的人都看不出她有皮膚病的問題。

好不容易，C小姐在與異位性皮膚炎奮戰三十年之後，終於獲得初步勝利；醫病之間，也築起良好的互信關係。她說：「我相信醫生會讓我再次看見明亮的未來，所以我願意一起努力。」即使曾因皮膚病症心力交瘁、氣若游絲，但她還是沒有放棄；堅信只要繼續努力，異位性皮膚炎絕對會有根治的一天。

而這樣的病患，總會讓我想告訴所有飽受異位性皮膚炎所苦的病友：一定要對自己有信心！更由衷希望每位病人**都能找到最懂你的皮膚科醫師，以及最適合自己的療法。**

皮膚癢的緊急處理與形成機制

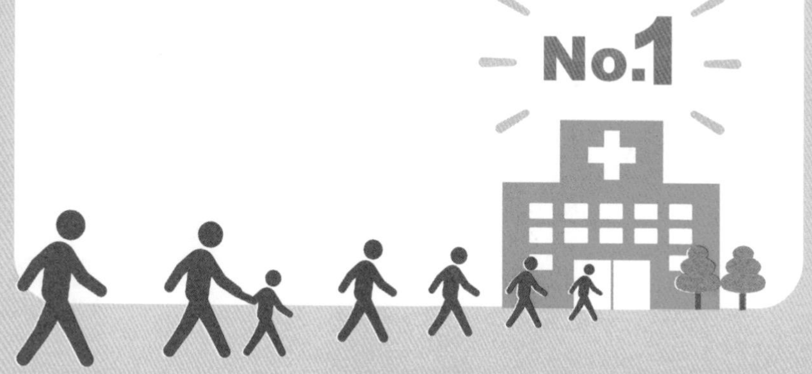

1 立即的緊急止癢法

皮膚一直癢起來，到底該怎麼辦？

「嗚、好癢喔……」

你是不是經常這樣一邊喊癢、一邊忍不住伸手去抓呢？

就算努力實行肌活，難以忍受的癢感還是三不五時找上門，對吧？但只要抓傷皮膚，原本透過肌活一點一滴累積起來的成果就會功虧一簣，萬一傷口愈抓愈深，還可能引發感染或產生其他皮膚疾病。

要是「馬上就醫」對你來說有困難，不妨先試著將重點放在「立即止癢」。

以下就讓我們一起來認識緊急止癢的處理步驟，輕鬆擺平搔癢。

說穿了，做法其實很簡單。

只要冷卻患部即可。

將保冷劑或冰塊用乾淨的紗布或手帕包好，冰敷搔癢部位。如果手邊沒有冰塊或保冷劑，也可以把濕毛巾擰乾再輕壓患處，或是拿寶特瓶裝水冰敷。

為什麼替患部降溫就能有效止癢？原因有以下兩點：

・血管遇冷收縮能降低周圍神經對「癢」的傳導速率，達到暫時止癢的效果

・溫度降低能抑制引起搔癢的細胞與發炎物質作用，暫緩人體對癢的感知

要注意的是，別讓冰塊或保冷劑直接接觸肌膚，因為這樣有可能會傷害到表皮與皮下組織。

也不要冰敷太久。因為冰敷時間過長，血管反而會急速擴張、讓搔癢不減反增。依照美國皮膚科學會指示，冰敷時間應控制在**「5～10分鐘以內，或達到止癢效果即可。」**

同理，也可以搭配薄荷油有效止癢，因為瞬間清涼感能讓人暫時忘卻難耐的搔癢。

不過，這方法無法達到與上述冰敷抑制發炎物質與細胞作用的相同效果，稍嫌不足。

嚴禁自行判斷、貿然擦藥

患部冷卻、搔癢也止住之後，還是要記得前往皮膚科看診。尤其若是慢性搔癢或嚴重發炎，更務必請皮膚專科醫師診斷是否為濕疹、帶狀皰疹、尋麻疹、乾癬等皮膚疾病，甚至應進一步檢查，確認是否為白癬（足癬、股癬、頭部白癬等）及疥癬之類的感染病症。

肌膚搔癢的成因很多，也可能出自多重因素交互作用。所以，也許患者以為自己「只是被蟲子咬了」，但實際原因往往出人意料之外；而且，大多時候不是找不到原因，就是難以聯想到其中的關聯性。也因此，**若自行貿然判斷又處理不當，只會加速病情惡化、誘發其他症狀，相當危險。**

另外，還有一點非常重要，就是不要未經醫師許可隨便使用坊間的藥膏，這點務必切記。

「反正先擦點東西再說吧！」越擦越癢的失敗例子高達九成！

我曾遇過一位60多歲的男性患者，就是因為自行處理不慎導致症狀惡化。他在某天整理完庭院後，忽然感到脖子與手臂一陣搔癢。由於過去只要類似狀況發生，塗個萬用藥膏就沒事了，所以這回他也比照辦理。

不料，這次卻完全行不通。不只患處奇癢無比，皮膚還出現紅腫發炎，連洗澡碰到熱水都會引起陣陣刺痛。而睡覺時無意識的搔抓，更讓發炎範圍擴大至前胸、後背、腿部甚至遍及全身，每天癢不成眠，終於忍無可忍前來就診。

診斷之後，我發現這位患者得了由植物引起的「植物性皮膚炎」，因此開立了消炎用的外用類固醇以及止癢用的抗組織胺口服藥給他。

就診後第四天，他的搔癢就消失得無影無蹤，全身上下的濕疹與紅腫也在兩週後痊癒。

看了上述例子，我希望各位不要重蹈覆轍。

肌膚一發癢，還沒釐清原因就拿家裡的藥膏亂塗，這樣無法達到真正止癢效果。

偶爾碰到剛好發揮藥效，或是身上的搔癢症狀恰巧屬於暫時性，所以癢感很快消退，但這些狀況通常是運氣成份居多。

然而，很多人便因此掉以輕心，認為「以後皮膚一癢擦這個就沒事了！」事實上，這樣做很危險，因為我已經看過太多自行誤用皮膚藥導致症狀惡化、拖到緊要關頭才跑來皮膚科求診的例子。

最常被拿來應急亂塗的就是OronineH軟膏（日本大塚製藥），也許就是因為它給消費者一種「萬用」的印象吧。

然而，儘管其中所含的「葡萄糖酸氯己定（Chlorhexidine Gluconate）」成分對割傷、擦傷有一定的殺菌消毒作用，卻完全不能消炎止癢。

而且，該項藥品的使用說明也有清楚標示：**「不適用於濕疹（糜爛、起疹等）與蚊蟲叮咬症狀。」**請大家務必詳讀之後再使用。

一個月前使用的日用品竟然是發病的元兇！

「我一個月前用的東西竟然到現在才引起發炎？」一位30多歲的女性患者對於診斷結果感到不可置信。

她的左小腿日前冒出一個搔癢紅腫的顆粒，隨手塗了止癢軟膏仍不見效，紅腫面積也越來越大，甚至形成一個四方塊，這才讓她開始緊張、前來看診。

為了找出病因，我馬上進行一連串詳細的問診。

一問之下，才發現問題就出在她一個月前所使用的「藥布貼」。

當時為了舒緩打網球引起的肌肉痠痛，她便拿了以前醫生開立的藥布貼在腿上，而這塊藥布也使用了常見的鎮痛消炎成分成分「可多普洛菲（Ketoprofen）」。

由於這種成分在貼布撕除之後仍會暫時殘留在肌膚內，所以當患者皮膚一接觸到紫外線，就會造成所謂的「光敏感性皮膚炎」。

光敏感性皮膚炎患者只要觸及陽光，就容易誘發搔癢、紅斑（紅疹）或丘疹（約豌豆大小的腫包）等症狀。

2 讓肌膚搔癢「能見化」

不放棄任何線索、仔細推敲求證，原因自然水落石出

就算是皮膚科醫師，也很難單靠表面症狀就斷定肌膚搔癢的成因。

為了釐清病因，通常我會搭配兩種問診表格，這是我獨創的診察方式。

首先，我會請病患先填寫第一份如下頁的問診表。接著，再請其他醫護人員依據填寫內容，仔細確認患者的實際狀況並加以補充。然後，我會依照這份完整的填寫內容進行問診與詳細檢查，一一確認患者的皮膚症狀、發炎形成過程、可能的前因後果、就診歷程等，不放過任何蛛絲馬跡。

其他還包括每天的飲食內容、承受的精神壓力、正在吃的營養輔助食品等，逐一檢視患者所有生活習慣，抽絲剝繭，直到查明原因。**皮膚搔癢的原因就是這麼的複雜難辨。**

最後，就像我不斷重述的——找出真正原因，才能對症下藥。

問診表格

1、今天您哪裡感到不適？什麼時候開始覺得不舒服呢？
請確認後依部位勾選。
（約自　　年　　月起・中小學時期起・不確定）
□全身　□頭
□臉部（黑斑・雀斑・肝斑・皺紋・鬆弛・泛紅・
毛孔問題・乾燥粗糙・黑痣・疣）
□頸部　□肩膀（左・右）　□腹部　□後背
□手臂（左・右）　□手部（左・右）
□臀部　□外陰部
□腳底（左・右）　□腳趾（左・右）
□其他（　　　　　　　　　　　　）

2、有哪些症狀？ □肌膚搔癢 □疼痛 □患部灼熱
□其他→（　　　　　　　　　　　　）

3、曾就醫嗎？若有，請填寫醫院名稱。
□無　□有→（醫院名：　　　　　　　　　　　　）

4、承上，當時診斷的病名為→（病名：　　　　　　　　　　　　）

5、再承上，若您還有印象，請告訴我們當時醫師所開立的處方。
（藥劑名：　　　　　　　　　　　　）
何時開始服用/使用：（　　　　　　　　　　　　）
使用部位：
□全身　□頭部　□臉部　□頸部　□肩　□腹部　□手臂　□手部
□後背　□指甲　□臀部　□外陰部　□腳部
（　　　　　　　　　　　　）
對應症狀：
□搔癢　□疼痛　□泛紅　□乾粗龜裂　□流膿出水　□灼熱
目前使用的口服藥：
（　　　　　　　　　　　　）
目前使用的外用藥：
（　　　　　　　　　　　　）
□懷孕中 □哺乳中
其他（　　　　　　　　　　　　）

症狀指數量表

《致各位患者》

為進一步了解您的肌膚現況與搔癢程度，請協助完成以下各個項目。敝院將根據您的自我評估結果，為您提供最適宜的療程。再次感謝您的配合。

初診患者

請將昨日至今日這段期間所感受的搔癢程度，依序標示於右方數值量表。

〈填寫範例〉

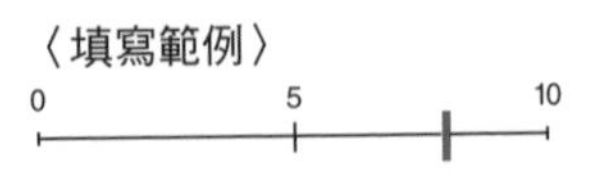

回診患者

請攜帶上次看診時使用的「過去三天肌膚狀況指數量表」並提交醫護人員。

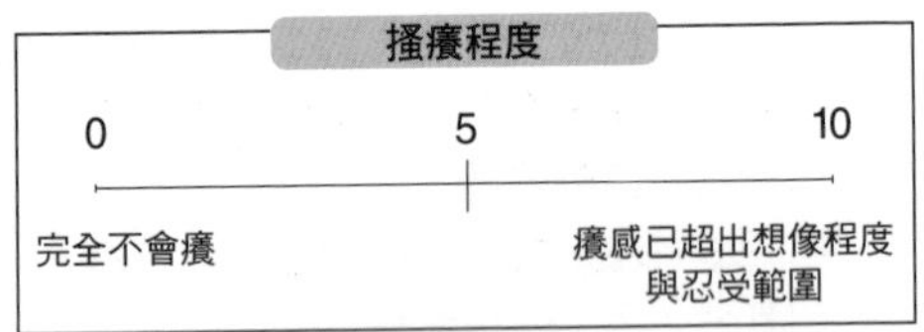

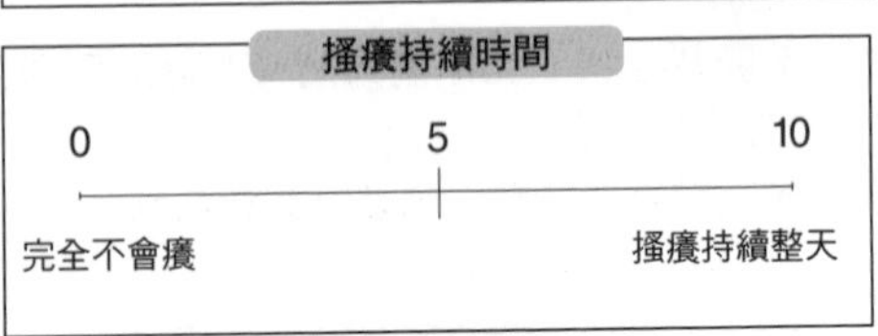

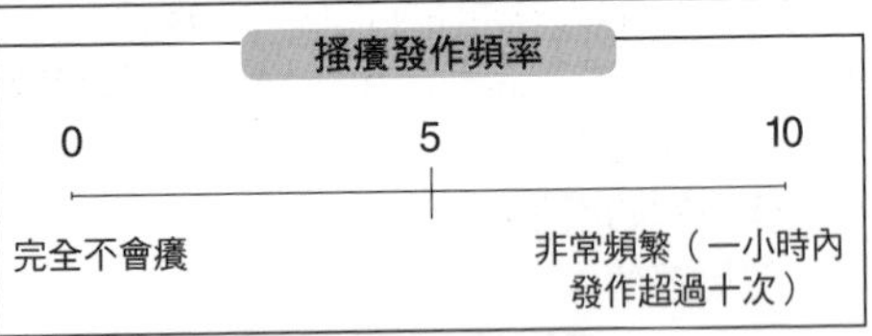

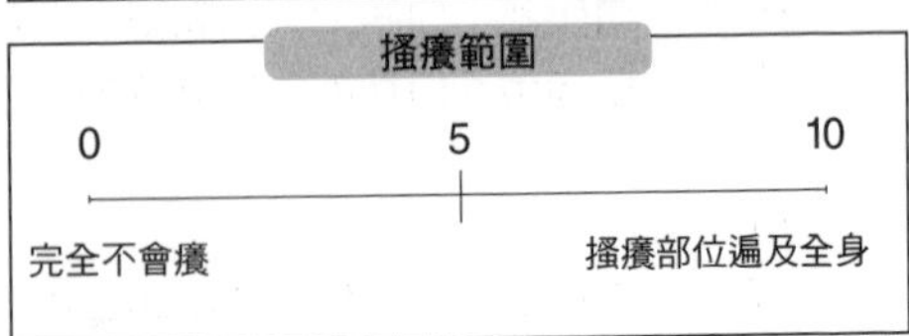

若有任何問題與疑慮，請隨時向院長或其他醫護人員諮詢。

姓名：

記錄日期：　　　年　　　月　　　日　　　　URUOI 皮膚科診所

將自我感受轉換成數字，信心與動力就能倍增！

此外，本院所有初診的搔癢患者都要另填一份「量表」。因為我知道**光靠口述其實很難明確表達搔癢的感受程度**。就算能表示「這裡或那裡癢癢的」或描述自己「癢到睡不著」，仍須請患者輔以數值、將搔癢程度加以量化，以便對照評估。

為此，我設計了這份量表。內容包含搔癢的「強弱」、「持續時間」、「頻率」、「範圍」等項目，並請患者依據程度多寡或時間長短分別以數字1到10標示，用意就是**讓肌膚搔癢得以量化並且「能見化」**。

此外，若有患者想「了解症狀變化」或希望「確認藥效與治療效果」，我也會盡量請他們每次回診時配合填寫這份量表。

有時，我也會請患者設立「無搔癢生活」的期望值。

只要有效運用這份「量表」，便能協助患者們達到下列目標：

- 更輕鬆、更具體地表達搔癢程度
- 對整體療程與療效一目瞭然
- 明確的量化目標，有助提升治療的動力

搔癢「能見化」，好處說不完！

除了上述三點，臨床上採用這個方法也有以下優勢：

①能比較不同疾病間的搔癢症狀

②能區別同一疾病患者的搔癢程度

③方便追蹤患者病程

④可針對治療方式與使用藥物進行交叉分析，判斷止癢效果優劣

⑤能對治療方式與藥效發揮關鍵一目瞭然，有助掌握不同患者的個別需求

最大的好處就在於第五項：**能一眼就看出「什麼樣的疾病對應何種搔癢模式」且有助迅速判斷、擬定治療方針。**

由下頁圖表可知，未採取治療的異位性皮膚炎患者以及血液透析（俗稱洗腎）患者，感受到的是不分晝夜的全身劇烈搔癢。而在問診時，便可從患者口述的「癢到睡不著、癢到無法思考」去掌握正確的言外之意與問題核心。

而這也正是幫助患者早日脫離搔癢苦海、重拾正常生活的第一步。

各種疾病與症狀分析雷達圖（平均值）

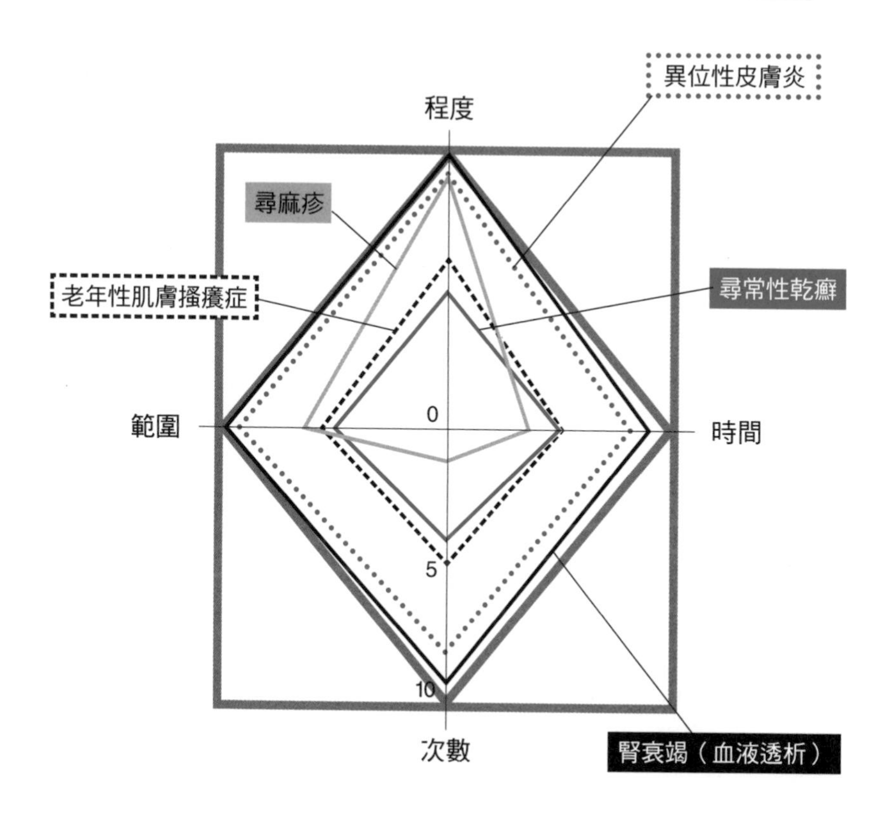

⋯ 異位性皮膚炎
程度：9.4 時間：8.0
次數：7.5 範圍：9.2
合計：34.1

— 蕁麻疹
程度：9.4 時間：4.0
次數：2.2 範圍：6.8
合計：22.4

-- 老年性肌膚搔癢症
程度：6.8 時間：5.1
次數：5.0 範圍：5.3
合計：22.2

— 尋常性乾癬
程度：5.0 時間：5.1
次數：4.0 範圍：4.9
合計：19.0

— 腎衰竭（血液透析）
程度：9.8 時間：9.2
次數：9.3 範圍：9.8
合計：38.1

此外，經由多位皮膚專科醫師根據上述**第①點**之特性，分析100位不同疾病患者症狀並進行搔癢程度比較的研究結果顯示，在「末梢性搔癢」的疾病類別中，異位性皮膚炎在四個主要評斷項目均名列前茅，搔癢程度也最強烈。至於腎衰竭的相關說明，請見下頁「中樞性搔癢」。

3 常見搔癢類別與形成機制

肌膚搔癢的禍首就是組織胺

搔癢究竟是如何引起的？

從搔癢成因之龐雜，便不難理解背後有著一套複雜的形成機制。

以下就簡單為各位做說明。

搔癢可分為皮膚或粘膜受到濕疹、蕁麻疹等發炎作用引起的「末梢性搔癢」，以及腎衰竭、糖尿病、肝硬化等疾病伴隨而來的「中樞性搔癢」。

而異位性皮膚炎的劇烈搔癢，則是由末梢性與中樞性兩者共同引起所致。

・末梢性搔癢

引起末梢性搔癢的主要因子是「組織胺」。

人體有一套機制，能將皮膚出現異狀、接觸到刺激或異物入侵時的知覺傳遞給大腦。

這些外來的刺激會誘發負責傳遞訊息的「肥大細胞」（參閱第50頁）製造並分泌組織胺。

當組織胺與介於表皮和真皮之間的「接受器」結合，便會觸發刺激。而此時神經纖維之一的「C纖維」就會把訊息沿著神經傳遞至大腦，產生所謂的「搔癢」。

也因此，把組織胺稱作「誘發搔癢最關鍵的大魔王」也不為過。其他像是泛紅（肌膚發炎引起的發紅症狀）、浮腫（腫脹）、疼痛、支氣管收縮等過敏現象及症狀，也都和組織胺釋放造成的反應息息相關。

・中樞性搔癢

除了組織胺，人體尚存在著其他發炎介質。

例如能穩定情緒、有助維持睡眠品質，又有「幸福荷爾蒙」之稱的腦內神經傳導物質「血清素」便是其一。近年亦有研究證實，當皮膚末梢的血清素接受器被驅動、只要

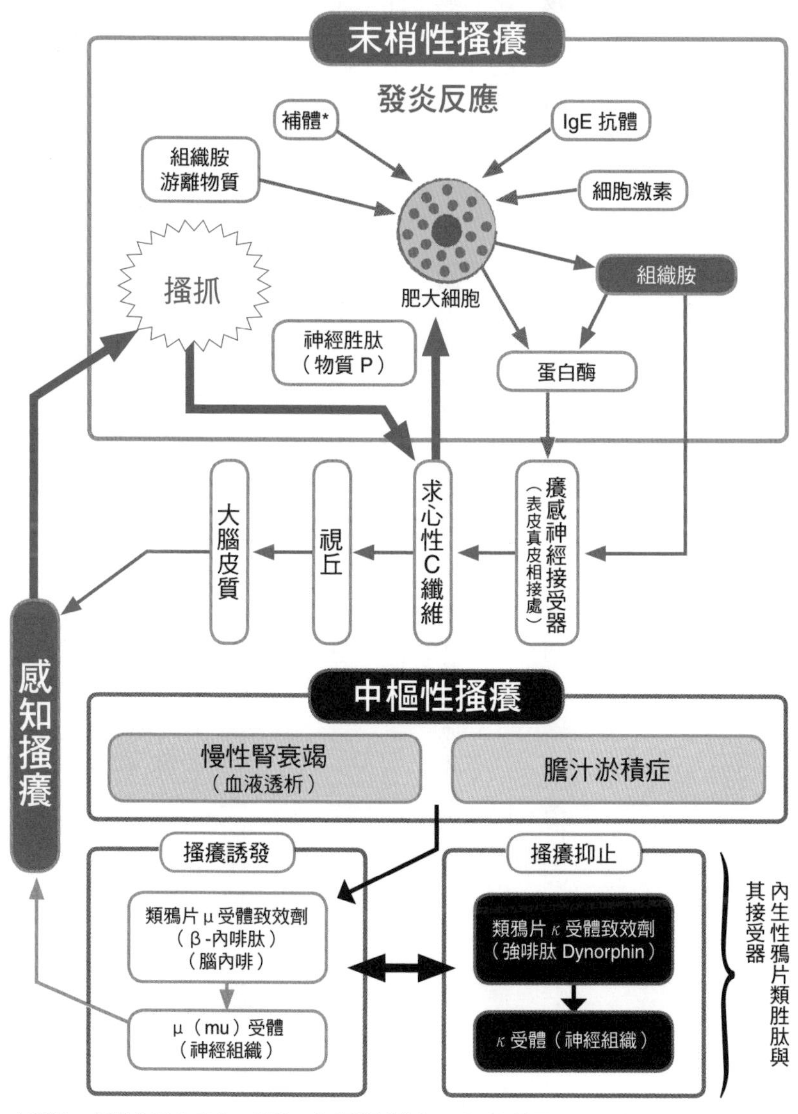

（*譯註：屬於先天免疫的一部份，為肝臟製造的一系列血漿蛋白，平時存在於血液，遇到病原體才會被活化，可以抵禦感染、驅動發炎反應。）

皮膚接觸到刺激，就會引起強烈的搔癢。

換言之，**腦內的幸福荷爾蒙反而會誘發皮膚搔癢**。

另有研究顯示，具有絕佳鎮痛效果的神經傳導物質俗稱「腦內啡」的內啡肽（Endorphin），也是內生性鴉片類胜肽（Opioid Peptides）的一員。當內啡肽分泌量增加且其接受器（μ接受器）處於活化狀態時，就會引發身體某處的中樞性搔癢。

由此可知，大腦中的止痛法寶同時也可能是讓肌膚奇癢無比的毒藥。

而從以上兩個例子，也可看出搔癢的形成機制有多麼錯綜複雜。

此外，腦啡肽（Enkephalins）在中樞性搔癢的形成系統中亦扮演著非常重要的角色，雖然它也同屬內生性鴉片類胜肽，但進一步解說將涉及太深的專業領域，所以暫不列入本書的探討範圍。

我們先將重點拉回搔癢的基本知識，接下來要向大家說明常見的「搔抓循環（Itch-Scratch Cycle)」。

為什麼會越抓越癢？

肌膚搔癢最惱人的一點就是會越抓越癢。

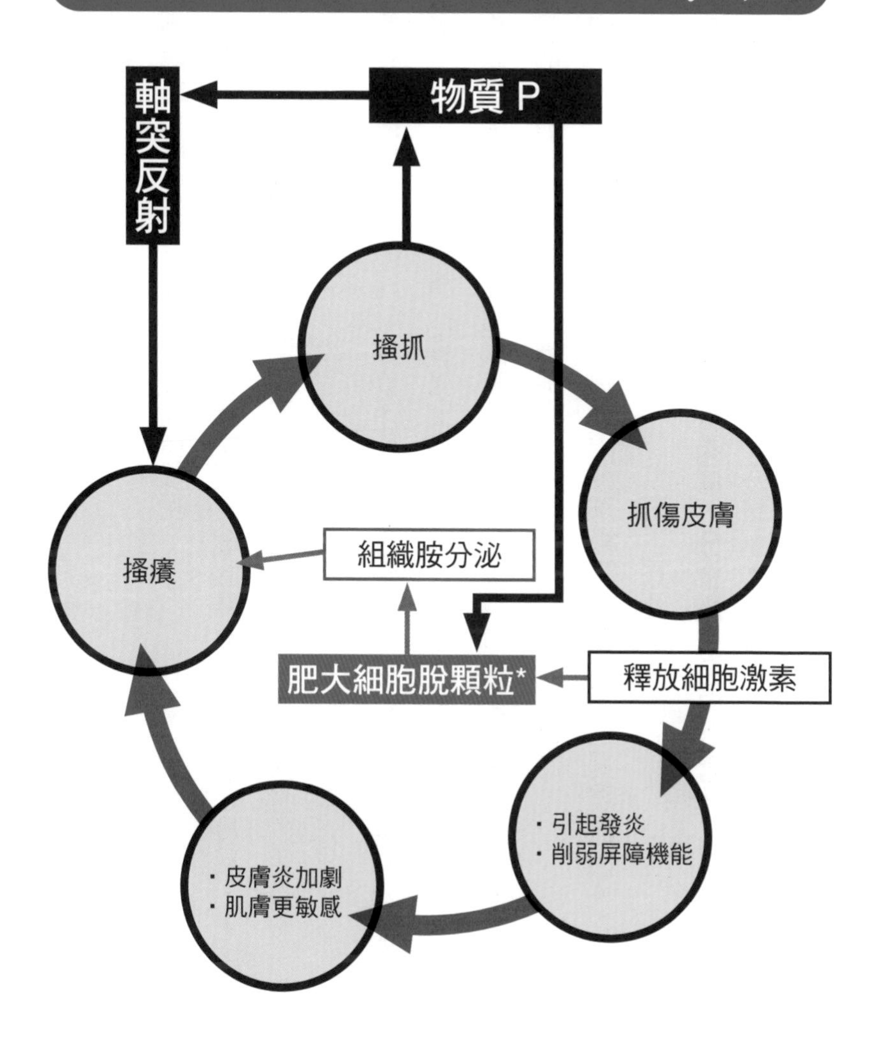

（*譯註：當肥大細胞接觸過敏原或受到外界刺激，便會進行脫顆粒作用，釋放組織胺及其他介質，繼而引起紅腫、搔癢等免疫反應。）

搔抓不僅會傷及肌膚表面，還可能衍生更多不堪設想的後果，讓人一次又一次陷入絕望，甚至造成精神層面的煎熬。

到底為什麼會產生這樣的惡性循環呢？

首先，當皮膚受到刺激，會誘使肥大細胞釋放組織胺引起癢感。患者一旦覺得癢，就會想去抓；而搔抓形成的刺激又會促使肥大細胞分泌更大量的組織胺，讓人陷入越抓越癢的窘境。

此外，搔抓皮膚的同時也會伴隨些微的痛覺，而大腦為了緩解就會分泌抑制疼痛的血清素，而這等於就是讓搔癢火上加油。

皮膚發癢↓搔抓↓抓傷肌膚↓症狀惡化↓傷口越來越癢↓又忍不住去抓……如此沒完沒了的狀態就是所謂的「搔抓循環（Itch-Scratch Cycle)」。

麻煩的是，人體還存在著另外兩種讓搔癢不減反增的病理機制。

第一個是「神經軸突反射」（請參照下頁圖示）。

癢感的知覺神經遍佈人體皮膚表層，分枝細密且向外延伸。當我們因為感覺到癢而搔抓皮膚，便會刺激該神經，使其傳遞訊息給大腦。

但有時訊息會在神經的交叉點回流，無法順利傳遞。

神經軸突反射

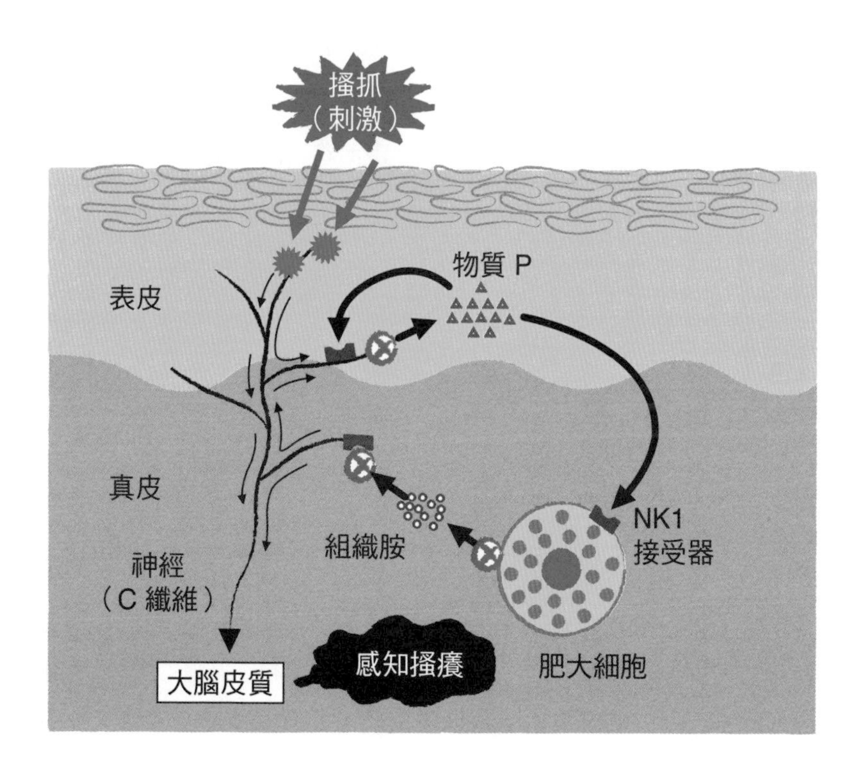

這時，部分已傳遞至大腦的搔癢訊號會命令神經末梢釋放發炎物質「物質P（Substance P）」。物質P是一種神經胜肽，具神經傳導作用，同樣會刺激肥大細胞釋放出更多組織胺。

也就是說，搔抓會加速物質P的分泌，而組織胺會隨著物質P的分泌而增加，並再次刺激周圍負責感知癢的知覺神經，使其不斷釋出搔癢訊號給大腦，接連引發一串的惡性循環，這就稱為「神經軸突反射」。

另外一種讓人越抓越癢的生理機制，就是神經生長因子（NGF）所致的知覺神經延伸。

當我們不斷搔抓患部，會促使受到刺激的神經從皮膚底層往表皮方向推移。

之所以會造成這種現象，主要是因為大腦必須確認對肌膚造成反覆刺激的來源何在，因而表皮細胞會釋放出一種名為「神經生長因子（NGF）」的物質，讓神經往患部方向延伸。

而當神經愈接近表皮層上層，人體對癢的感受也愈會被放大，這樣一來，便陷入越抓越癢的惡性輪迴。

要斬斷原因錯綜複雜又難纏的搔癢循環不能只看局部，必須從各方面著手根除。

知覺神經向外延伸

知覺神經的遍佈範圍通常不會超過真皮與表皮之交界。

皮膚表面若遭抓傷，將刺激神經生長因子（NGF）把知覺神經向外推至表皮層內部，導致肌膚對癢更敏感。

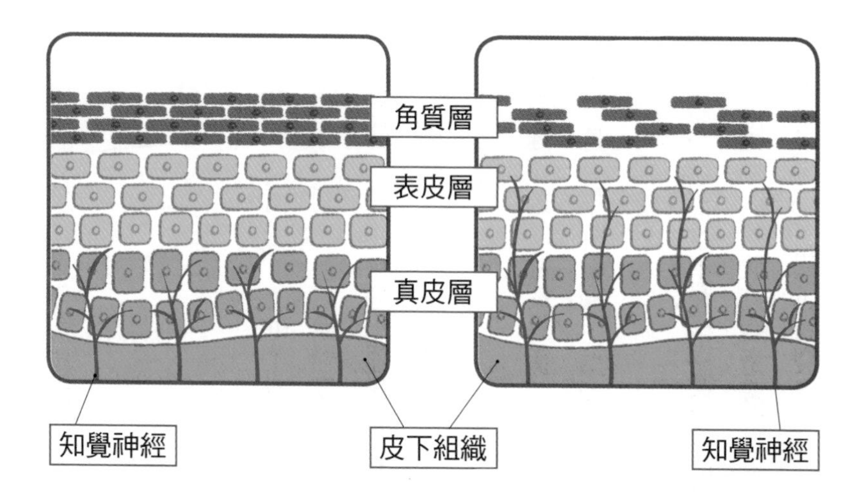

如果因為一時的搔抓破壞了肌膚，那麼，先前付出的努力可能就會全數化為泡影、必須重新來過。

壓力會讓皮膚癢一發不可收拾

「心情一煩躁，皮膚就跟著癢！」你是不是也有類似經驗？也有些人的狀況是：「忙了整天回到家、一放鬆反而全身癢起來！」

以上兩種狀況，都與前面提過的「自律神經」運作有著密切關係。

自律神經的「交感神經」與「副交感神經」會分別在人體緊張興奮以及放鬆休息時進入活動模式，但問題同時也出在這裡。

也就是說，**兩者只要其中一方運作過度造成失衡，就有可能誘發搔癢**。

以交感神經為例，當人體處於持續精神緊繃、煩躁不安的狀態，自律神經運作將一面倒向交感神經，造成腎上腺素分泌過多。

當腎上腺素過量，就會讓身體製造更多引起抗敏反應的免疫球蛋白「IgE 抗體」，並活化肥大細胞運作、釋放更多組織胺，致使皮膚奇癢難耐。

而 IgE 抗體還會觸發其他過敏反應、引起肌膚發炎。

另一方面，當我們卸下壓力、進入放鬆狀態，就輪到副交感神經上場了。

一旦副交感神經運作居於上位，血管便會舒張、加速血流，讓體溫升高。在這樣的狀況下，便會壓迫到血管周圍的癢感知覺神經、活化肥大細胞，產生陣陣搔癢。

我對上百位異位性皮膚炎患者做過簡單的調查，問他們一天當中皮膚最癢的是什麼時候？

結果，**比例最高的答案是「下班回到家換衣服的時候」**。

也有不少人回答：「一坐上馬桶大腿就開始劇烈發癢，只能一直去抓。」

顯然，與壓力釋放有著相當程度的關係。

由此可見，造成搔癢的背後因素千奇百怪，想要仔細釐清並不容易。這也正是我之所以會不斷強調「掌握搔癢的問題癥結比什麼都重要」的原因。

頭、眼、耳、鼻、手……教你對症止癢、直搗病灶！

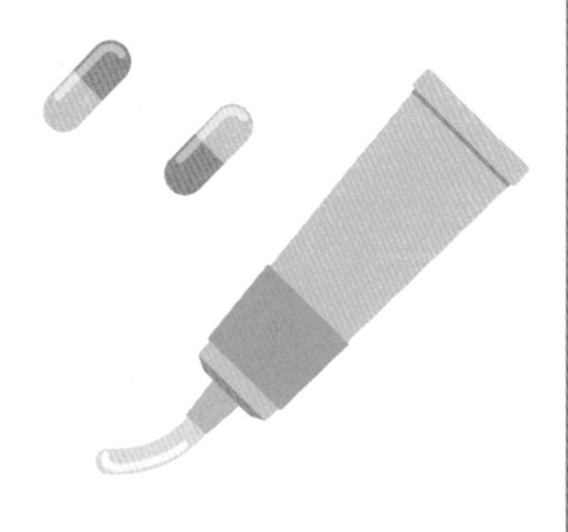

- 為什麼頭部會搔癢？
- 眼睛搔癢的各種成因
- 耳朵好癢，問題到底出在哪？
- 認識各種手腳搔癢問題
- 私密部位的搔癢困擾

哪裡癢，就可能是哪裡出了狀況

「私密部位一直好癢，該怎麼辦才好？」

「手一直脫皮還很癢，我是不是得了手癬？」

「耳朵癢到受不了，到底該掛耳鼻喉科還是皮膚科？」

其實**皮膚搔癢和患部的健康狀態是一體兩面的**。

本章節即對此進行探討，以症狀好發部位為核心貫穿全篇，並根據症狀與患部，詳列出可能的病症、原因，輔以處理方式的相關說明。

當然，症狀不會只出現在好發部位，也有可能顯現在其他地方。所以，假設患處在手部，建議可搭配參照其他如「頭部搔癢」、「腳部搔癢」等段落，有助快速彙整所需資訊。

至於全身性的搔癢病症，則可參考最後一章。

本章與接下來的第5章也會收錄一些連專業醫師都會混淆的事例，各位讀者應可從中找到大部分肌膚問題的解答。

1 頭皮搔癢的可能原因

頭部搔癢的成因包括脂漏性皮膚炎、用了不適合頭皮的洗髮精、染髮或生髮劑造成的接觸性皮膚炎（起疹子）、頭部白癬、乾癬、頭蝨等。

此外，由於頭皮也是人體裡皮脂腺最密集的區域，因此，容易因毛髮或帽子造成的悶熱加速細菌繁殖、造成搔癢。

例1 伴隨脫屑的搔癢

【推斷】 脂漏性皮膚炎

頭部搔癢有可能是脂漏性皮膚炎所引起，頭皮亦為脂漏性皮膚炎好發部位。

【症狀】

脂漏性皮膚炎常見於頭皮、額頭到鼻樑間的T字部位，以及耳後等皮脂腺分泌旺盛處，且大多伴隨發紅、濕疹與搔癢。若患有脂漏性皮膚炎，皮膚會覆蓋上一層皮屑並以類似頭皮屑的形式脫落，也因此容易讓人誤以為只是單純的頭皮屑問題。脂漏性皮膚炎形成的頭皮碎屑屬較大片的結痂屑塊，與頭皮乾燥所產生的細小鱗屑並不相同。

【原因】

當皮脂經紫外線照射、受細菌黴菌（真菌）感染或接觸汗液等影響，就會變質並對肌膚造成刺激，成為脂漏性皮膚炎的主要原因，也就是產生「自己分泌的皮脂反而讓皮膚起疹子」的狀態。另外，皮脂腺分泌過量也會形成有利「皮屑芽苞菌」增生的環境，其產生的代謝物將刺激肌膚、引起發炎反應。**皮屑芽孢菌是一種與人體正常共生的黴菌**，常存在於皮脂腺與汗腺分泌旺盛的部位，當皮脂過剩就會促進皮屑芽孢菌的滋生。

而皮脂分泌過剩的原因，有可能與缺乏抑制皮脂代謝的維生素B群、壓力過大、不當的清潔方式等有關。

【處理方式】

①注意頭皮清潔，洗頭時切勿用力搓洗

②適時放鬆、排遣壓力，維持作息規律並充分休息

生活中要完全沒有壓力是不可能的，每個人的舒壓方法也不會一樣，我本身也有脂

漏性皮膚炎的困擾，更深知壓力對病情的影響力有多大。

③保持飲食均衡、避免油膩，並多攝取維生素B群

油脂含量高的食物如五花肉、培根、美乃滋、糕點類等皆不宜多吃；至於富含維生素B群的食材則可參見本書第61～62、64頁。

嬰兒跟成人的脂漏性皮膚炎有何不同？

脂漏性皮膚炎通常會在嬰兒以及成人兩階段發病，嬰兒型的發作期約出現在三週大左右，且會隨著時間經過自然好轉；但成人型脂漏性皮膚炎就很有可能一再復發甚至轉為慢性，建議還是尋求專業皮膚科醫師的協助以利根治。

嬰兒型的脂漏性皮膚炎常見頭皮覆蓋一層厚重黏膩的黃色乳痂，並伴隨油膩的皮屑。我常看到嬰幼兒搔抓額頭造成傷口，其實病灶並非額頭，而是抓不到頭皮患部才不慎將額頭抓傷。

以下就為各位介紹如何有效清除嬰兒型脂漏性皮膚炎產生的乳痂結塊。

①洗澡前30分鐘在乳痂上均勻塗抹含維生素A的乳霜或乳膏（如SAHNE嘉齡霜）

②30分鐘後再用洗髮精將頭皮上的軟膏洗淨

③洗完頭後乳痂多半能呈鱗片狀自行脫落，這時可以看見底下發炎、紅腫的頭皮，接著請依照醫師指示擦上抗發炎的類固醇外用藥，幫助頭皮復原。

例2 不管洗幾次頭都不見改善的頭皮屑與搔癢

【推斷】可能是過度清潔或沖不乾淨所致

「醫生，我每天洗兩次頭、假日甚至一天洗三次，為什麼頭皮屑還是好不了而且一直癢起來？」這是一位40多歲男性病患對我的提問。

市售洗髮精類型與訴求非常多樣，常見的有強調去屑、講求成分溫和天然或含有胺基酸等，而以上這些他也都試過了，仍遲遲不見起色。

【原因】

事實上，這名病患的頭皮屑問題與搔癢正是來自過度清潔。多餘皮脂會造成頭皮屑與搔癢，但適度的皮脂分泌也是防止水份散失、保護頭皮不可缺少的一環。

頭皮是人體皮脂腺最密集的部分，但若清潔過度把皮脂洗得一點不剩，就會使頭皮變得太乾燥，反而對汗水、髮品等刺激更敏感而形成搔癢。同時，一天洗太多次頭或用指甲過度搓洗也會傷及頭皮，加重愈洗愈癢的狀況。此外，過度清潔對頭皮角質層造成損害，更將致使表皮細胞整塊剝落，形成所謂的「頭皮屑」。

若有相同困擾，只要減少洗頭次數，就能改善搔癢與皮屑問題。因為**沒有沖洗乾淨**造成的髮品殘留，也是導致頭皮搔癢及頭皮屑產生的另一個原因。

破解你對髮絲護理的錯誤認知

讓我們一起來了解正確洗髮的五大步驟：

①勿過度清潔頭皮

乾燥肌者一天洗一次即可。建議動作如下：以洗髮精輕輕搓洗↓溫水洗淨（可參考第46頁）↓洗髮精輕輕搓洗↓以溫水沖洗乾淨。如此循環即可進行頭皮清潔。

②盡量選擇溫和低刺激的洗髮產品

③務必將洗髮精充分搓揉起泡再接觸頭皮

④洗髮時嚴禁用指甲抓頭皮，應以指腹輕輕按摩搓洗

⑤最後請以溫水充分洗淨，不要讓髮品於頭皮殘留

關於最後一點，有的人會問「護髮乳不是稍微沖一下就好了嗎？因為產品上的使用說明就是這麼寫的。」其實這樣的做法**大錯特錯**，因為護髮或潤髮產品根本沒有必要停留在頭髮上。唯有讓修護成分滲透髮芯，才能發揮護髮功效、改善髮質，所以即使是護髮乳也必須**「徹底沖洗乾淨」**，這才是正確的清潔方式。

另外，洗澡時也建議**「由上往下洗」**。具體步驟如下：

- 先洗頭（或加上潤髮），並以清水洗淨

想確認有沒有沖乾淨，不妨參考以下三個判斷基準：「指尖可輕鬆撥開髮絲」、「感覺不到殘餘的黏膩感」、「背部清爽無髮品殘留」。

- 接著清洗身體，並從頭部再次以溫水沖洗乾淨
- 最後，再以清水由上而下徹底沖淨全身

洗髮精的洗淨力優於肥皂，採用由上到下的沖洗方式可確保不致殘留。

另外，若正在使用皮膚炎外用藥，可趁洗髮後頭皮仍濕潤時擦上，有助藥品滲透。

基本順序為：稍微以毛巾擦乾多餘水分↓上藥↓吹乾頭髮。

例3 大量皮屑、搔癢與掉髮

【推斷1】白癬

「雪片般大量頭皮屑生成並伴隨搔癢」、「白色皮屑脫落」、「嚴重掉髮」這些都是名為「白癬」的一種頭癬症狀（頭部白癬）。白癬菌是黴菌的一種，而頭皮剛好是白癬菌理想的寄生場所之一，所以很容易引起臨床上稱之為「頭部白癬」、也就是民眾俗稱的「癩痢頭」症狀。

頭皮屑、搔癢是白癬與脂漏性皮膚炎的共同病徵，而最大的不同點就在於白癬易合併脫髮。

【症狀】

大致可分為：附著在頭皮等角質層或指甲周圍的「表淺性白癬」，以及侵入皮膚深層如真皮層甚至皮下脂肪組織、處理起來較棘手的「深部白癬」。

當白癬菌深入頭皮毛囊，就可能構成更難纏的「頭膿癬（Kerion）」，引起掉髮。

【處理方式】

白癬很難自行痊癒，通常得經由皮膚專科醫師診斷觀察有無白癬菌附生，若確診為白癬則需服用抗黴菌藥物治療。**若治療不當或轉為慢性，受損的毛囊便無法復原、不易再生髮。**所以，請不要以為「只是頭皮癢」就掉以輕心，一察覺身體有異狀就要儘速就醫治療。

另外，白癬菌也容易寄生在貓狗等寵物身上，並經由接觸感染給人類。像這種透過相同病原體在人類與動物間相互傳染的疾病，就稱作「人畜共通傳染病」。

【推斷2】乾癬

「最近掉髮情形愈來愈嚴重了……」一位30多歲的男性患者以為自己患了男性型態掉髮（即雄性禿，為一好發於青春期後男性、造成頭髮稀疏的病症），於是自行開始塗抹生髮劑。

兩個月後，他從髮型設計師口中得知頭皮出現了一層厚厚的頭皮屑，起初他以為只是選錯生髮劑，便換了其他品牌，但掉髮問題始終不見改善，頭皮屑與搔癢還愈來愈嚴重，於是便前來找我看診。

我仔細一看，他的頭上除了覆蓋一層厚重如鱗片的皮屑，底下的頭皮亦呈現泛紅狀態，抓傷痕跡也遍佈整片頭皮，想必是耐不住癢經常搔抓所致。

他問我：「我的掉髮治得好嗎？」我回答：「從症狀看來，這是乾癬呀！」

理由是：**雄性禿並不會引起頭皮發炎**。會引起嚴重發炎合併掉髮的，極有可能就是乾癬，而且患者不分男女，都有掉髮困擾。

【症狀】

乾癬患者有八成為「尋常性乾癬」，主要病灶為紅斑與脫屑，鬆散如薄鱗的銀白色皮屑亦是一大特徵。此類型乾癬常合併劇烈搔癢，好發於頭皮、背部、臀部、手肘等易受外界刺激的部位。

【原因】

目前仍找不出乾癬的明確成因。除了遺傳，不規律的生活型態、壓力、肥胖或其他環境因素都有可能誘發乾癬。另一重點則是乾癬「不具」傳染性。

【處理方式】

乾癬的治療大致可分為四大方向——「外用藥」、「紫外線療法」、「口服藥」以及「生物製劑療法」。至於日常保健方面，患者應盡量避免搔抓或刻意剝除皮屑、避免肌膚外在刺激，也要小心感冒等細菌病毒感染，並做好自身健康管理。

有關乾癬的進一步說明，可參照本書第5章第266頁。

認識兩大頭皮屑類型

有頭皮屑困擾的患者不在少數。

或許你會認為頭皮屑不足為奇，但如果在改變清潔方式與生活習慣之後，頭皮屑問題依舊，甚至還伴隨搔癢、日益惡化，那就要請醫師確認是否為脂漏性皮膚炎、異位性皮膚炎、乾癬，或接觸性皮膚炎等相關疾病。通常在看診時，醫生也會依病患情況，推薦一些適合的清潔產品。

頭皮屑可分為乾性與油性兩類。體質（膚質）、壓力與睡眠品質好壞等條件，更是左右頭皮屑類型的關鍵。

【乾性頭皮屑】

乾性頭皮屑的特徵是皮屑呈細碎粉末型態，仔細觀察則為薄片狀；質地鬆散易散落於肩上，因此格外醒目。

頭皮乾燥是形成乾性頭皮屑的主因。而頭皮乾燥往往是出於過度清潔或沖不乾淨所導致的頭皮環境惡化，或與異位性皮膚炎等潛在因素有關。

【油性頭皮屑】

油性頭皮屑質地較濕黏、呈不規則塊狀，且易緊附於髮根不易脫落，頭皮整體偏油性。

形成原因為皮脂量增加。多數與沒洗頭倒頭就睡、缺乏維生素B2，或患有脂漏性皮膚炎等原因息息相關。

例4 沒重染頭髮仍覺得頭皮搔癢

【推斷】接觸性皮膚炎（濕疹）

此情況不排除為接觸性皮膚炎發作。

當肌膚接觸到致疹物質就會誘發這種皮膚炎，亦可能伴隨強烈難忍的搔癢。若患部在頭皮，則多為染髮劑、生髮劑或造型產品成分與肌膚不合引起的發炎症狀。

【注意要點】

接觸性皮膚炎有兩項重點需特別留意。

第一，染髮也會造成濕疹，但很多人會忽略這點。

因為大多數的人都以為「染髮時頭皮和髮際附近刺刺癢癢的」屬於正常現象，所以即使出現濕疹症狀也難以察覺，或覺得忍一忍就好。這樣一來，原本只有一小部分頭皮起疹發癢，久而久之患部便擴及整塊頭皮，情況嚴重者更遍佈臉部、頸部或全身上下，這種現象就稱為「自體敏感性皮膚炎（Autosensitization dermatitis）」。

第二，長期使用同一種染髮劑、生髮水或造型產品也容易讓人大意，想說「用這麼久都沒事」便排除其可能性。

由於過敏性接觸皮膚炎屬延遲性的過敏反應，**患者剛接觸到過敏原時不見得會立即出現症狀**，長期下來，身體才會發現異狀、產生排斥反應，因此常讓人忽略之間的相關性。

而長時間接觸相同過敏原也已讓身體積蓄大量抗體，最終將引發強烈的過敏反應、引起劇烈搔癢。所以**愈是「習以為常」愈不能輕忽大意**。

【處理方式】

更換藥劑或髮品種類。建議尋求皮膚專科醫師協助，找出根本原因與致敏成分，並聽從醫師指示使用安全合適的產品。

例5 小孩子突然集體頭皮搔癢

這有可能是頭蝨造成的。

【推斷】頭蝨

別以為「都什麼年代了還有頭蝨？」事實上，**近年發生在幼稚園或小學校園集體感染頭蝨的類似案例，仍時有所聞。**若父母缺乏這方面的衛生觀念或衛教知識，恐怕會助長抗藥性更強的頭蝨再次肆虐。

頭蝨是人蝨的一種，同樣寄生於人體，身長約為2～4釐米，易附著於毛髮並於髮根處產下白色透亮的蝨卵。

孩童間的玩耍嬉鬧、一起打地鋪午睡、共用毛巾或帽子等日用品，更為頭蝨的群聚感染提供了良好的傳染途徑。

有一次我幫一位就讀小學、頭部搔癢的女童看診。

觀察後發現，這名學童的髮絲卡著很多細碎的白色皮屑，而孩子與母親都表示平時並無不良衛生習慣，也不曾過度清潔。

我把看似皮屑的東西放在顯微鏡底下仔細觀察，確定孩子的搔癢就是頭蝨所引起。

兩天後，媽媽帶著大她3歲的姊姊來找我，症狀同樣是頭皮搔癢，而原因不出所料，亦是頭蝨感染。原來兩姐妹平時就睡在一起，即使每週固定清洗枕頭套，還是互相傳染了頭蝨。

蝨卵會牢牢黏附在頭髮上，不像頭皮屑能輕易梳理掉。卵殼在外觀上易與白色頭皮屑混淆，若已孵化成蟲，就比較容易診斷出來。如懷疑感染頭蝨，應立即至皮膚科進行詳細檢查。

【處理方式】

使用含苯醚菊酯（Phenothrin）成分的洗髮精即可改善。另外，也要請患者的家人親友一併接受檢查，避免交叉傳染。

2 眼睛搔癢的可能原因

一到花粉紛飛的季節眼睛就開始癢，可能是花粉症或花粉皮膚炎在作怪。而最近來自中國的沙塵暴也讓愈來愈多人感到過敏不適，不可大意。

搔癢發作若不分季節就可能是過敏性結膜炎，使用的眼藥水亦可能是皮膚紅疹來源。

例1 花粉季節的眼部搔癢

【推斷】花粉症

關於這種病症，大家應該不難理解。

花粉症是一種過敏性疾病，當花粉自人體眼、鼻、口腔粘膜侵入體內誘發過敏反應、產生大量 IgE 抗體，便會出現相關過敏症狀。IgE 抗體會附著於肥大細胞，引起組織胺與白三烯素（Leukotriene）等化學傳導物質的分泌，並刺激知覺神經，引發眼睛癢、鼻水與噴嚏等症狀。

白三烯素則會促使血管擴張、粘膜與眼睛腫脹，導致眼球充血或鼻塞。

例2 花粉季節眼皮特別癢

每到春暖花開的季節眼皮總是特別癢，就要留意可能患有花粉皮膚炎這種過敏疾病。

【推斷】花粉皮膚炎

眼睛周圍尤其眼皮，是人體皮膚最薄、最乾燥的區塊，當花粉經由眼皮直接入侵，就會誘發濕疹。

像花粉這種顆粒較大的過敏原，通常能被肌膚屏障輕易隔絕。但若肌膚防禦力低，那麼眼皮、臉部等較脆弱且常暴露在外的肌膚，就會出現紅疹現象。

也因此，有的人不見得有花粉症，卻會出現花粉皮膚炎。

1~12月各種致敏花粉一覽表

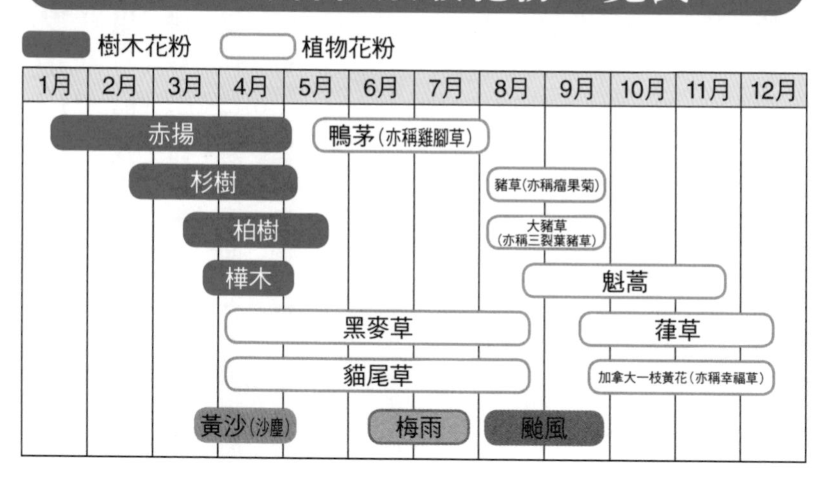

花粉症過敏機制

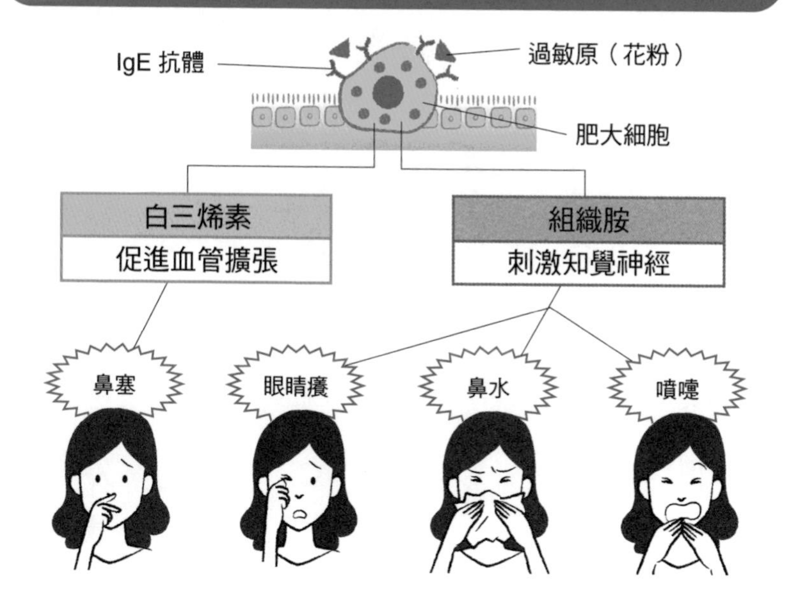

夜晚更應注重臉部清潔

患者常問我：「為什麼花粉症或花粉皮膚炎會讓眼睛越抓越癢？」主要原因有三：

①神經的軸突反射（請參考本書第150頁）

②搔抓會把肌膚表面的花粉愈抓愈深

③睡著時容易不自覺去抓，導致發炎

有一位20多歲的男性病患前來本院希望治好花粉症，由於他的臉部出現濕疹合併嚴重搔癢，所以我開了外用類固醇與口服抗組織胺給他。

可是，病情卻沒有好轉。於是，我再次向他確認平時的各項生活習慣。結果他表示，因為平常回到家都很累了，所以換個睡衣、吃點晚餐，然後在臉上擦完藥就去睡了，隔天一早出門前才會沖澡。

「你晚上不洗臉的嗎？」我問他。「對啊~又不像女生還要卸妝之類的，所以就沒洗。」他答說反正早上起來會沖澡，就覺得晚上沒有洗臉的必要。

如此一來，就算睡前記得擦藥，也只是把附著在臉上的粉塵壓進皮膚更底層，這和上述原因第二點的搔抓結果是一樣的。

所以，我請他從今以後「一回到家就要洗臉」，並且在早上沖完澡後以化妝水保濕、最後再薄擦一層凡士林，開始執行肌活。後來，這位患者很快就擺脫濕疹與搔癢，而且再也沒有復發。

例3 春天一到眼睛就癢卻不是花粉症

【推斷】沙塵過敏症

近年來激增許多沙塵引起的過敏病例。

以往的春季，中國內陸低氣壓揚起的大量沙土和塵埃會順著西風飄洋過海來到日本，當時的沙塵只是再普通不過的沙，成分也只有矽或鈣等物質。

但是，**本應為自然現象的沙塵卻因為其中挾帶了愈來愈多有害物質，形成日漸危害人體健康的沙塵暴，這些污染源還包括：工廠煤煙、汽機車廢氣以及細懸浮微粒PM2.5**。

【原因】

這些挾帶有害物質的沙塵一旦進入人體，就會傷害眼睛、鼻子與氣管粘膜等部位，並促使免疫細胞聚集在傷口附近、製造更多的IgE抗體，誘發一連串過敏反應。另外，像花粉等外在過敏原也容易經由粘膜傷口進入體內，導致身體釋放更多的組織胺，加重花粉症。

由此可知，**沙塵過敏與花粉症同樣會引起患者眼鼻刺癢、喉嚨癢腫或咳嗽等症狀**。而沙塵肆虐的高峰正好與花粉蔓延的3～5月重疊，沙塵也會加劇花粉症症狀，讓沒有花粉症的人也會出現類似的不適，非常棘手。

【因應對策】

沙塵與PM2.5的顆粒都非常細小。

相較之下，花粉顆粒直徑一般可達30～40微米（µm），沙塵則約4微米，PM2.5更如其名所示——甚至連2.5微米都不到。

這時便需要戴上口罩加強防護。

建議大家選戴市售通過美國國家職業勞動安全衛生研究所核可的**「N95」或「N99」口罩**，因為這類口罩的過濾與隔絕效果最為理想，兩者分別可過濾95％與99％以上不等的微粒。

提升防護力的另一關鍵，則是口罩與臉部的密合度。若貼合度差，微粒仍會透過鼻側或下方縫隙等處進入人體，使防護效果大打折扣。因此，務必選擇能服貼臉型口罩。

不過N95與N99口罩並不便宜，若不便購買，建議可將濕紙巾略折塞於普通紙口罩內側，或在布口罩外層加戴一片紙口罩來做加強，有助發揮一定的阻隔效果。

如何有效遠離沙塵與花粉？

想要知道最即時的空氣品質概況，可以參閱氣象網站或預報。出門前多留意相關訊息，盡量避免在空氣品質不良時外出。此外，以下幾點也有助降低生活中接觸花粉或沙塵過敏原的機率。

- 避免室外晾曬衣物
- 仔細清掃、維持居家整潔
- 使用空氣清淨機

例4 常年不定期發作的眼部搔癢

【推斷】過敏性結膜炎

若是全年性的眼睛紅腫癢，很有可能是過敏性結膜炎所致。這與花粉症同樣是過敏症狀，但過敏原不是植物花粉或孢子，而是塵蟎、灰塵、黴菌、寵物等皮屑與懸浮物。

過敏性結膜炎主要患處就在眼部，因為**眼皮內側與眼球外層的粘膜是最容易接觸外界刺激的部位，過敏原也能輕易趁隙而入**。

一般而言，過敏性結膜炎臨床上可用抗過敏藥物或配合類固醇眼藥水予以治療。

例5 點了眼藥水還是沒有止癢

【推斷】眼藥水引起的藥物過敏

大家可能料想不到，有時引起過敏症狀或不良反應的，其實正是你手上的藥品。

愈來愈多人習慣點眼藥水以舒緩各種眼睛不適，除了常見的花粉症，長期使用手機電腦導致用眼過度、淚液分泌量減少的「乾眼症」，也是主要因素之一。而這也讓眼藥水導致的藥物過敏比例日漸攀升，而且，不論是醫師處方還是市售眼藥水，都有可能造成不良反應。

患者的典型症狀，就是眼睛周圍出現紅腫癢。這時**無論怎麼點眼藥水都沒有用，請馬上停止使用眼藥水並儘速至皮膚科就診**。

【原因】

大部分引起眼部紅腫癢的藥物過敏，都來自眼藥水所含的防腐劑或其他成分。

市面上的眼藥水種類琳瑯滿目，防腐劑的類型卻是寥寥可數，最常使用的就是苯扎氯銨（Benzalkonium chloride，簡稱 BAK）。有高達八成的眼藥水都使用這種防腐劑，因為它具有良好的抑菌效果，但是它也容易造成紅疹等副作用。

至於完全不添加防腐劑的眼藥水，屬保存期限短的拋棄式眼藥水，必須在拆封後一週內使用完畢，若用不完，也須廢棄。另外，眼藥水多為複方製劑，除藥劑成分外，通常亦含有抗菌、抗敏、消炎與解充血劑等成分，每一種都有可能是致敏原。

【注意要點】

有位30多歲的女性患者眼周奇癢無比，看了幾間醫院都治不好，於是請我協助看診。

經了解，她跑了五間以上的眼科和皮膚科，並且混用了超過十種止癢眼藥水以及眼藥膏。而且，她還認為：「全部一起用，總會有一、兩種有效。」

於是，我告訴她這是藥物引起的排斥反應，並請她先停用所有眼藥水與藥膏。

不到一星期，她的眼睛搔癢症狀就迅速消失。

大家也許會覺得這位患者的做法很誇張，但**同時使用多種眼藥水造成過敏起疹發癢的案例，絕對不在少數。**

儘管不是所有眼藥水都適合每一個人，但多數民眾仍認為「問題不可能出在藥身上」，所以即便覺得怪怪的，通常還是睜一隻眼閉一隻眼繼續用，結果就是「愈點藥水眼睛愈癢」。希望大家不要小看眼藥水導致過敏搔癢的可能性。

最後補充一點，因為眼藥水通常會點在下眼瞼處，如果同樣部位出現不適反應，就可以合理懷疑是眼藥水造成的藥物過敏。

3 耳鼻搔癢的可能原因

若耳垂或外耳附近皮膚搔癢，可直接尋求皮膚科醫師協助而不是耳鼻喉科；患部如果在肉眼可見的「外耳道」區域，也屬皮膚科的範疇。

至於位在鼓膜與內耳間、無法直接觀察到的「中耳」以及最深處的「內耳」部位，就要找耳鼻喉科報到了。

造成耳朵搔癢的原因包含花粉症、外耳道黴菌感染、耳垂裂或異位性皮膚炎等，而耳環、耳機、助聽器以及造型產品也都有可能引發過敏紅疹。

鼻子搔癢則可能是過敏性鼻炎、溫差過敏引起的血管運動性鼻炎、鼻前庭炎、乾燥性鼻炎，或鼻子摳太兇所致。

例1 外耳附近與耳道搔癢

耳朵周圍和外耳道搔癢也是花粉症的症狀之一，搔癢部位亦可能延伸至耳道內。**人的耳、鼻、喉其實是經由耳咽管相互連結的**，所以當花粉由口鼻入侵便能一路直達耳朵深處，引起難耐的搔癢，這時就必須尋求專業醫師協助。

【推斷】 花粉症

有一位受花粉症所苦長達三十年的60多歲女性病患，長期以來只靠市售抗組織胺藥物勉強撐著。這幾年她的耳朵搔癢卻出現明顯惡化，讓她不得不用棉花棒、挖耳棒甚至指甲摳癢，結果造成外耳道傷痕累累、苦不堪言。

而這也逼得她只要花粉季節一到就得全副武裝戴上抗花粉眼鏡、口罩、耳塞，甚至頸部以上肌膚都得裹上一層厚厚的粉底來加以隔離。

即使做到這樣滴水不漏，她的耳部搔癢依舊沒有好轉。由於某天發作更加嚴重，終於讓她不堪其癢、前來看診。

而診斷結果顯示，除了她的外耳道搔抓傷口已經遭到細菌感染化膿之外，她長期使用沾染花粉的耳塞而不自知，所以，連帶引起花粉皮膚炎並造成耳道外側發炎潰爛。

耳部構造

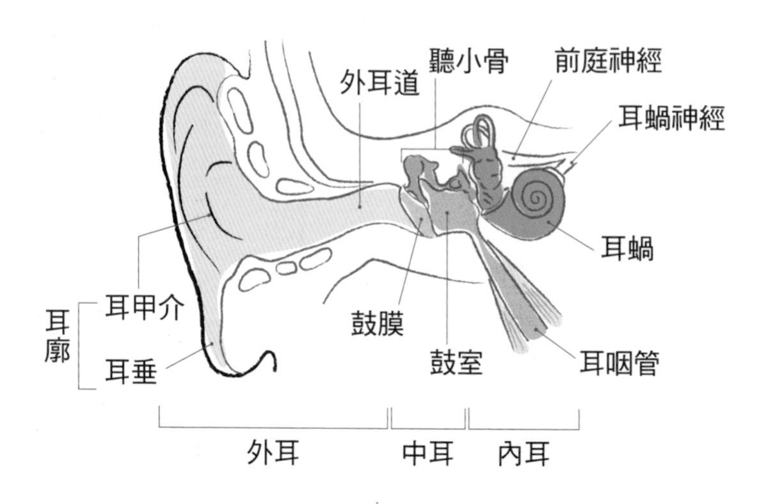

聽小骨
前庭神經
外耳道
耳蝸神經
耳蝸
耳甲介
耳廓
耳垂
鼓膜
鼓室
耳咽管
外耳
中耳
內耳

鼻部構造

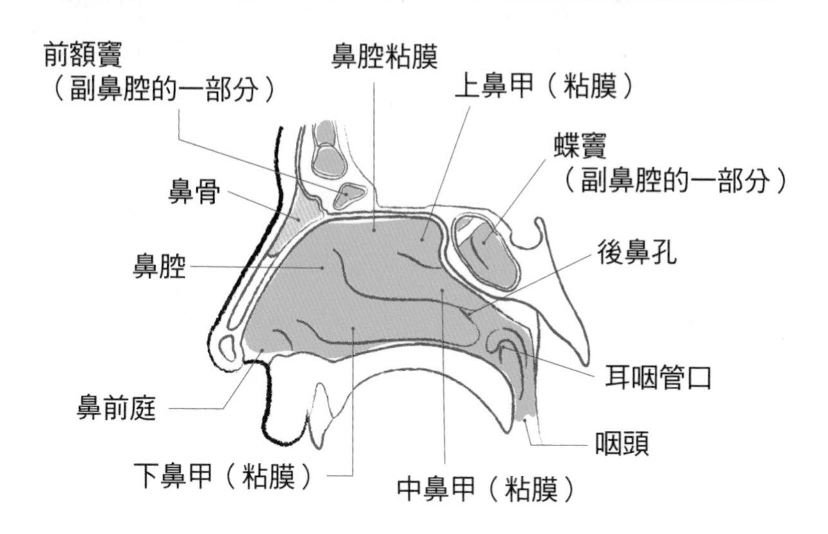

前額竇
（副鼻腔的一部分）
鼻腔粘膜
上鼻甲（粘膜）
蝶竇
（副鼻腔的一部分）
鼻骨
後鼻孔
鼻腔
耳咽管口
鼻前庭
咽頭
下鼻甲（粘膜）
中鼻甲（粘膜）

因此，我開了外用與口服抗生素抑制感染，外耳道附近的發炎情形則以類固醇外用藥配合**治療耳部感染的類固醇藥水「耳滴劑」**來加以控制。

另外，我也請她避免搔抓、不要再用耳塞並使用抗組織胺藥劑止癢，同時也要使用乾淨的棉花棒做好保濕工作，如果真的癢得受不了，就用保冷劑輕敷降溫。

就這樣，不久之後，她終於得以自花粉症的苦海中解脫。

當花粉症使其他過敏症狀加劇，該如何因應？

嚴重的花粉症也是致使異位性皮膚炎與蕁麻疹等過敏性搔癢加速惡化的誘因，不過大家也不需要過度緊張。

因為各位只需要掌握一個重點即可，那就是：「花粉症雖然會誘發其他一連串過敏反應，只要一併妥善治療，就能全方位控制所有搔癢症狀。」

例2 耳朵發癢難耐，耳道還同時出現白色斑點

【推斷】外耳道黴菌感染

當耳朵搔癢不適，仔細一看卻發現耳道泛白、出現白色分泌物，就要小心是外耳道

黴菌感染。

有位老奶奶因耳朵搔癢來找我醫治，她表示因為耳朵裡面很癢，請家人幫忙看了一下，這才發現耳朵表面覆蓋著一層酒粕般的白色奶油狀物體。

那層「有如酒粕」的沉積物，其實就是黴菌。這位老奶奶似乎每天都會花很多時間清潔耳垢，但太常挖耳朵反而容易讓皮膚表面產生一道道細小的傷痕，而當傷口被黴菌感染，就會引發搔癢。

要確認是否為黴菌感染，最快的方法還是至皮膚科請醫師以專業儀器做進一步的精密檢查。

例3 耳垂、耳根或耳後發癢

【推斷】起疹子、異位性皮膚炎、脂漏性皮膚炎或耳垂裂

耳垂附近搔癢時，就要注意是否為耳環、耳飾造成的金屬過敏。如果是耳道口發癢，則可能是耳機或助聽器所引起。而若以上因素都排除仍找不到原因時，就要懷疑是造型髮品所致。

若患部常位於耳垂後方或後耳根部，即有很大的可能性是患了異位性皮膚炎。

耳朵後方若出現濕疹，則很可能是接觸性皮膚炎所引起。常見成因多半是洗髮精殘留或毛髮刺激，其中又以女性居多。

同樣位置若長出紅腫凸出物、生成皮屑、感覺搔癢，通常可歸因為脂漏性皮膚炎，因為耳朵後方其實也是皮脂分泌量較集中的區域。

還有一種症狀，就是俗稱的「耳垂裂」。

這種症狀主要來自花粉症、異位性皮膚炎、乾燥、毛髮或衣物等刺激引發耳垂附近搔癢，而患者伸手抓扯的結果，就是耳垂外傷裂開、發炎化膿。一般好發於嬰幼兒，但成人患者也不少。

若症狀輕微，做好肌活即可慢慢改善。或者不妨直接諮詢皮膚科醫師。

例4 一喝酒就鼻子癢

【推斷】過敏性鼻炎

鼻子癢的患者以過敏性鼻炎為大宗。主要是接觸到塵蟎、灰塵等室內過敏原，誘發身體免疫機制過度反應而產生過敏症狀，通常會伴隨鼻子搔癢、噴嚏、鼻水或鼻塞。

最近診所來了一位40多歲的男性患者，他表示自己並無酒精過敏。

由於喝酒之後鼻子不知怎麼的奇癢無比，噴嚏也打個不停，所以來求診。但他也不是每次喝酒都會出現症狀，因為在高級餐廳用餐時幾乎沒發作過，在家裡喝也不會這麼嚴重，只有常去的那間居酒屋最常讓他鼻子癢——由此可見，**讓這位患者症狀發作的關鍵在於地點**，而不是酒。

酒精會促進微血管擴張，讓鼻腔粘膜微血管周圍的癢感神經更加敏感，一點點刺激就容易產生反應，引起鼻腔搔癢。

高級餐廳環境通常會維持得一塵不染，家中的過敏來源也不多，而患者常去的居酒屋則是瀰漫塵埃、棉絮與塵蟎等各種室內過敏原，加上抽菸的客人也多，所以，這無疑是將自己暴露於二手菸的刺激與危害當中。

針對這種情況，這位患者能做的就是盡量遠離生活中的致敏物，並尋求皮膚科醫師協助，接受專業的治療。

另外，花粉症也算是一種過敏性鼻炎。由於好發於春暖花開、花粉肆虐的時節，因此又稱為「季節性過敏性鼻炎」；至於一年到頭不分季節發作，過敏原多來自灰塵、塵蟎等懸浮物質的，就稱作「全年性過敏性鼻炎」。

例5 沒有過敏，鼻子還是一直癢癢的

鼻子老是刺刺癢癢，噴嚏一個接一個，有時還會鼻塞流鼻水……明明沒有過敏，卻出現這些跟過敏性鼻炎幾乎一樣的症狀，背後可能是「血管運動性鼻炎」在作祟。

【推斷】血管運動性鼻炎（非過敏性鼻炎）

由於非過敏引起，患者不會有眼部症狀，也檢查不出過敏抗體反應，這是這種病症的重要特徵。

但是，過敏原篩檢一致呈陰性的結果並不常見，也就是說，臨床上只能選取幾種常見的過敏原來做檢查，篩驗結果若多為陰性且找不出特定過敏原，就可判定為血管運動性鼻炎。

血管運動性鼻炎尚無特定的誘發因子，但生活中常見的冷暖溫差、環境變化以及自律神經敏感失調等，均不排除為引起非過敏性鼻炎的元兇。

例6 鼻水止不住，鼻腔奇癢難耐

【推斷】鼻前庭濕疹．鼻前庭炎

鼻部症狀當中搔癢程度不容小覷的，就屬好發於鼻孔入口處的「鼻前庭濕疹」與「鼻前庭炎」。

【原因】

當感冒、過敏性鼻炎或副鼻腔炎產生的陣陣鼻水刺激鼻孔內部並引發感染，就會出現發炎、嚴重搔癢或濕疹等症狀，此即為鼻前庭濕疹。一般而言，肌膚屏障機能尚未健全的幼童或嬰兒容易罹患此症。

至於過度清潔鼻孔、磨擦鼻膜、用力拔鼻毛等，則可能讓鼻前庭的皮膚粘膜受傷，使原本就存在於皮膚的金黃色葡萄球菌進入鼻子深處引發感染，形成鼻前庭炎；此外，也有可能是鼻前庭濕疹未經妥善處理所致。

【處理方式】

鼻前庭濕疹的主要症狀就是鼻水狂流，因此應以鼻炎或副鼻腔炎的治療為優先。而鼻前庭炎的治療需配合外用類固醇與抗生素藥物，應向專業耳鼻喉科醫師尋求協助。

我本人在大學時也深受鼻前庭炎所擾，所以很清楚癢起來是怎樣的感覺，這些疾病基本上會依照這樣的順序慢慢演變：過敏性鼻炎（花粉症）↓鼻前庭濕疹↓鼻前庭炎。

當時，一開始是杉樹花粉引起的花粉症，讓我整天不得不用硬梆梆的衛生紙狂擤鼻涕，結果鼻孔外圍變得又腫又癢。兩個星期後，疼痛感伴隨而來，不僅冒出腫塊，鼻水還參雜血絲。

我慌忙跑去醫院就診，結果醫生說我的鼻孔處長了膿包，再晚幾天就要開刀處理了。後來，他開給我花粉症口服藥、外用類固醇以及抗生素軟膏，過了幾天，症狀也逐步好轉痊癒。也因為那次的痛苦經驗，讓我更深刻地體會到「鼻子一感到發癢不適，請務必立即向專業皮膚科醫師尋求治療」的重要。

鼻孔周圍的皮膚相當敏感，千萬不要用手指去摳，並記得保持清潔。另外，鼻毛不要直接拔，可使用修鼻毛器或圓頭鼻毛剪刀修剪，避免傷及黏膜。

例7 空氣一乾燥鼻腔就一陣搔癢

【推斷】鼻子太乾（乾燥性鼻炎）或太常挖鼻孔

鼻腔缺乏適度滋潤，正如同淚液減少形成的乾眼症、或是唾液分泌不足所造成的口乾舌燥，都屬於乾燥症。

【症狀】

鼻粘膜乾燥會帶來刺痲感，合併搔癢與疼痛，有時會讓人想擤鼻涕卻連一滴鼻水也擤不出來。也由於發作時鼻涕會乾掉形成痂塊，很多人會用手去摳，所以造成鼻腔出血或發炎。

濕潤的鼻腔粘膜能讓外界髒污、病毒、細菌與異物附著，並有助維持清潔，具有抵禦外界刺激的功用；粘膜過乾則容易讓異物入侵、感染機率提升。

【成因】

主因為空氣乾燥。用衛生紙過度清潔鼻孔、或是太常用手指摳鼻孔的人，很容易患有此症。

【處理方式】

這種乾燥性鼻炎好發於溼度較低的冬季。但隨著近代冷氣空調普及，一般家庭與辦公室的室內空氣往往非常乾燥，尤其像飛機機艙、火車或捷運車廂等密閉空間，更是全天候都處在極度乾悶的狀態。

所以，若須搭乘長途交通工具或長時間待在空調環境，建議參考以下幾種舒緩乾燥的方式：

①紗布口罩沾濕戴著

②取棉花棒以生理食鹽水稍微潤濕，輕輕清潔鼻腔。**切勿施力過猛以防傷及鼻膜**。清潔頻率也不用太高，過度摩擦只會傷到鼻腔。

③請醫師提供適合的洗鼻液或噴劑

④使用加濕器維持室內濕度（可選擇市售個人用的小型加濕器）

嘴巴喉嚨癢的可能原因

口乾、喉嚨癢的常見成因包含：花粉症、過敏、感冒、溫差過敏、口腔過敏、口周炎或口腔念珠菌感染等。

例1 喉嚨癢

【推斷】花粉症等過敏症狀或感冒徵兆

過敏是喉嚨癢常見的原因之一。若花粉季節一外出就喉嚨不適，很容易可以聯想到是花粉過敏作祟；但若吸入灰塵、寵物毛絮、塵蟎等室內致敏原，也有可能造成喉嚨乾癢不舒服。

【處理方式】

若已知過敏原為「花粉」或「塵蟎」等具體來源，最有效的方式就是遠離這些過敏物質。

另外，建議養成一回到家就仔細漱口的習慣。要特別留意的是，長期使用含碘漱口水可能會對喉嚨及口腔粘膜造成損傷，為了慎重起見，還是聽從醫師指示並適量使用。

室內擺放空氣清淨機也是一個好方法。可開啟定時功能，回到家就可以馬上享有良好的空氣品質。

【注意要點】

常有病人會將感冒跡象誤以為是過敏。當喉嚨受病毒感染而感到「乾癢」，其實就是常見的感冒初期症狀，這時請依照一般的保健方式，多休息、多攝取維生素並維持均衡營養，以防止感冒惡化。

此外，使用具抗菌及預防乾燥功效的鹽水漱口、洗鼻，也可以有效舒緩發炎與喉嚨痛等症狀，是一種簡便又經濟實惠的小技巧。

例2 洗完澡一踏出浴室，喉嚨就開始乾癢

【推斷】 溫差型過敏

如果洗完澡後常覺得喉嚨特別癢，就要懷疑是否為溫差過敏，因為花粉塵蟎等過敏的可能性反而不高。

【成因】

顧名思義，「溫差型過敏」就是環境溫度急劇變化所誘發的過敏症狀。名稱雖同樣有「過敏」兩字，實際上並不是直接的過敏反應，而是自律神經被打亂所產生的病徵。

自律神經會因應所處環境自動調節身體狀況，例如寒冷時血管收縮、炎熱時則會擴張，而讓自律神經可以正常運作與應變的溫差範圍約落在攝氏7度以內，所以**如果待在溫差太大的環境，鼻腔粘膜就會因微血管過度擴張產生類似過敏的症狀**。

溫差型過敏有一個正式的疾病名稱，叫做「血管運動性鼻炎」，常見症狀為鼻水、鼻塞、噴嚏等。（詳細可參照本書第188頁）

我本身也有同樣的困擾，病灶主要在喉嚨而不是鼻子，也有很多患者跟我一樣難忍喉嚨搔癢。

尤其一到冬天，從熱烘烘的浴室一走進室溫較低的房間，就會感到喉部一陣刺癢難耐，所以建議各位踏出浴室前不妨先裹上浴袍或披件衣物，以便降低溫差帶來的不適。

平常則可多準備一件小外套或披肩，隨時因應溫差穿脫調整；常戴口罩隔絕冷空氣從嘴巴、喉嚨或鼻子竄入體內，也是可行的方法。

至於飲食方面，請盡量避免生冷食物、多攝取有助提高體溫的生薑或蒜類食材。

例3 吃完東西口腔就發癢

【推斷】口腔過敏症候群

有些特定的堅果類或蔬菜水果會誘發口腔搔癢，屬於食物過敏，亦稱為「口腔過敏症候群」。症狀包含搔癢、口腔腫脹或帶有麻痺感。由於病徵只出現在口腔或嘴周，其他部位並不會有任何症狀，因而得名。近年來，感染患者亦有增加趨勢。

【原因】

口腔過敏的致敏物質多來自植物性食材，花粉症患者也較容易出現口腔過敏症狀，兩者的共同點在於過敏原都來自植物。

至於花粉症類型與對應的常見致敏食材，可參照以下彙整：

- 杉樹花粉症——番茄。
- 白樺樹花粉症——蘋果、櫻桃、桃子、洋梨、草莓、梅、胡蘿蔔、杏仁、胡桃、馬鈴薯、椰子等。
- 魁蒿、豬草花粉症——哈密瓜、香蕉、芹菜、胡蘿蔔、花生等。
- 禾本科植物花粉症——番茄、哈蜜瓜、西瓜、馬鈴薯、柳橙、奇異果等。

嚴重可能致命的過敏性休克

有個20幾歲的男性患者很喜歡咬大顆蘋果，某次吃完約15分鐘後，他突然感到不適，從嘴唇、舌頭、口腔到喉嚨都奇癢無比，還伴隨痲痹與腫脹感，而且越來越嚴重，喉嚨甚至腫到無法吞嚥，最後全身起紅疹還出現水腫。

雖然休息後有舒服一點，但是因為擔心復發，所以還是趕緊前來就醫。

經過診察之後，結果顯示這名病人得的是「蘋果引起的過敏症狀」，對於只聽說過會對雞蛋或小麥過敏的他來說，真的是非常不可思議。

水果類的食物過敏可分為兩種，一是症狀僅限口腔或嘴周的「口腔過敏」，另外一個則是病灶遍及全身的「急性過敏」，此例屬於後者。

患有急性過敏的人只要接觸微量的過敏原，不用多久就可能產生呼困難、血壓降低、意識模糊等危及生命的過敏反應，也就是所謂的「過敏性休克」。也因此，千萬別以為只是嘴巴癢沒什麼大不了，只要察覺有異，務必儘速請皮膚科或專治過敏的醫師做詳細檢查。

而在找出致敏食物之後，也要積極杜絕過敏原的接觸。

有些食物經加熱烹調會使蛋白質結構產生改變、降低致敏危險性，所以口腔過敏等症狀較輕微者，也可以食用。以此個案為例，有的人對蘋果過敏，但是吃蘋果果醬或蘋果派卻沒有任何問題發生，就是這個原理。

歸根究底，口腔過敏還是有轉為重症的可能，唯有避開過敏原才是根本解決之道。

例4 孩童嘴周出現紅紅一圈

【推斷】口周炎

當季節轉變、空氣日漸乾燥，就會有很多小朋友忍不住一直去舔嘴唇周圍，產生口水疹、嘴周紅紅一圈的濕疹以及搔癢。

【處理方式】

很多父母看到孩子腫成香腸嘴或嘴巴紅一圈都會心急如焚，但其實不用過度緊張，只要請皮膚科醫師協助開立藥效較溫和的類固醇外用藥，大多可以獲得有效改善；而醫生通常也不太會用到抗菌藥物，因為和細菌感染無關。

另外，家長也可以在**白天讓孩子戴上紙製口罩**以維持嘴部肌膚濕度，既能減緩搔癢不適，還可以降低孩子伸舌頭去舔的頻率。

例5 口腔出現白斑或乳白色糜狀物

【推斷】口腔念珠菌感染

如果發現口腔、舌頭或嘴唇出現白色發霉物體，就要警覺是否為口腔念珠菌感染，患者通常會看到口腔表面覆滿黴菌感染的白色斑點以及刺癢感。

念珠菌是一種人類口腔常見的菌種。當患者出現以下情形，就有可能使口中念珠菌孳生：

- 疲憊或體力衰退造成抵抗力低下
- 長期使用類固醇或抗生素，導致體內菌叢生態失衡
- 口腔衛生不良

【處理方式】

配合醫師處方之漱口藥或抗黴菌外用藥。情況較甚者，須合併口服抗黴菌藥物。

各位可參考以下幾點進行預防與日常保健，重點在於**保持衛生、維持一個念珠菌不易增生的環境**。以下原則也適用於已經感染的病患。至於高齡患者、身體微恙或大病初癒者、糖尿病、患有惡性腫瘤的病人，則需特別謹慎為之。

①**維持口腔衛生**（可搭配使用舌尖刷）

②**保持假牙清潔**（假牙是念珠菌繁殖的溫床）

③**避免口腔乾燥**（可使用口腔凝膠與口腔保濕洗口液）

④**切勿傷害口腔黏膜**（不要讓細菌有隙可乘）

⑤**勿長期使用類固醇與抗生素**（以維持人體菌叢生態穩定）

5 手部搔癢的可能原因

雙手搔癢的成因有很多，例如手部濕疹、芽生黴菌性指間糜爛、接觸性皮膚炎、手部白癬、掌蹠膿疱症、汗皰疹、異汗性濕疹、金屬過敏或凍瘡等。

我們經常用雙手接觸各式各樣的外在刺激，手部也是最常直接感受冷暖溫差的部位，所以診察時也必須一併納入這些因素以便診斷。

例1 手部乾癢

【推斷】手部濕疹

工作常碰水的人，手部通常呈乾燥缺水的狀態，若出現一顆顆疹子、泛紅或發癢，就可能是罹患手部濕疹。

【症狀】

手部濕疹泛指**雙手因接觸刺激，引發掌心或手指出現皮膚炎**的症狀。稍嚴重者，則會出現皮膚硬化皺裂、疼痛滲血的「進行性指掌角化症」。也就是常見的主婦濕疹（俗稱富貴手），好發於水產漁業業者、美容理髮業、醫療人員等需要頻繁接觸清潔劑、消毒劑或水的從業人員，近年來也有不少在家照顧孩子的全職爸爸罹患富貴手。

【成因】

原因多與平常接觸的清潔劑有關。此外，常擦手或擰毛巾等對皮膚產生的摩擦刺激，也是原因之一。

【處理方式】

應改用較溫和不刺激的清潔劑或稀釋後再使用；或者，也可使用透明防水手套直接隔絕。但橡膠材質的手套反而容易刺激皮膚，挑選時要特別注意。

至於所接觸的水溫，過燙過冰都不好，請保持水溫適中以避免刺激。

此外，摸過水或清潔劑後，請擦護手霜保濕，徹底執行肌活。還有，因為低溫會讓手部濕疹加劇，所以天冷時請記得戴上手套禦寒。

真的癢得受不了時，可參考本書第130頁的患部冷卻止癢法；夜晚搔抓情形嚴重者，則建議以第110頁的濕敷方式隔絕搔癢。

若惡化成「進行性指掌角化症」，藥膏可能不容易滲透至厚皮組織，這時不妨參考第71頁的「浸&潤」技巧，先以溫水浸泡約20分鐘，待手部角質軟化後再擦藥，會比較好吸收。此一舒緩方式非常適用於進行性指掌角化症。

改善手部濕疹Q&A

光是本院，每天就有超過30名以上的病人患有手部濕疹，比例相當可觀。由於當中也有很多特殊個案無法比照一般方式治療，所以特別在此另闢問答單元來加以詳細解說，希望對大家有所助益。

Q 平常做家事常用的是手掌，但為何濕疹長在手背？

A 「與掌心相比，手背的肌膚與角質層更薄也較缺乏天然保濕因子，所以對外界刺激的屏障功能較弱。」

Q 原本掌心長滿水疱還伴隨化膿與強烈搔癢，轉為慢性之後，皮膚硬化到連指紋都消失不見，卻也不會再發癢，感覺舒服多了，為什麼會這樣呢？

A 「搔癢確實會隨著手部濕疹惡化不再復發，但症狀也會轉為指尖龜裂出血，反而更痛。很多人的手指因此無法彎曲，若從事餐飲、美容美髮或銀行行員等職業，更是對工作影響甚巨。這不單單是癢不癢的問題，因為影響層面是整個生活，所以務必確實治療以防惡化。」

Q 為什麼濕疹只長在特定手指？

A 「雖然不常見，仍有些案例是濕疹只出現在左手無名指部位，而且相當難治，原因通常跟戴著的婚戒脫離不了關係。患有濕疹的肌膚對刺激非常敏感，加上若工作常碰水、清潔劑以及汗水影響，容易讓長期接觸戒指的皮膚受到微量溶解的金屬物質刺激，進而產生金屬過敏與濕疹。而戒指與手指縫隙的清潔劑殘留，也是引起濕疹的原因之一。建議**洗手或工作前都先拔下戒指才是上策**。」

治療務求紮實謹慎，勿半途而廢

Q 為何手部濕疹總是在一模一樣的地方復發？

A 「即使表面看起來已經痊癒，肌膚內部發炎仍未完全消退，濕疹便容易反反覆覆出現，這是很常見的狀況。所以請配合醫師指示耐心接受治療，切莫心急求快。」

Q 為什麼只有其中一隻手粗糙乾裂，另一手卻完全沒事？

A 「這可能與清潔方式和慣用哪隻手有關。例如洗碗時習慣以左手拿海綿、接觸洗碗精；或者濕疹只長在常握菜刀把柄的右手；此外，羽球拍的握把皮、運動手套等也容易讓人出現單手皮膚炎症狀。而慣用某隻手照顧植栽或從事園藝工作的人，也是一例。」（詳細可參考第207頁說明）

Q 肌膚搔癢在女性生理期前容易惡化，為什麼呢？

A 「女性荷爾蒙可分為雌激素與黃體素兩種。雌激素分泌有助膚況穩定、維持潤澤；黃體素則會使皮脂分泌過多，造成各種肌膚問題。而生理期來臨前正是黃體素分泌的高峰，故不排除為加速濕疹惡化與頻長痘痘粉刺的因素之一。」

Q 小時候得過異位性皮膚炎，成年後雖然大致痊癒，手部肌膚還是常常出狀況又老是治不好，怎麼會這樣？

A 「異位性皮膚炎患者受遺傳影響，肌膚屏障功能通常較弱，再加上工作家事或照顧孩子須長時間使用手部動作、肌膚又缺乏足夠的皮脂滋潤，就會讓手部乾粗與不適反覆復發。建議遵循肌活要點，多多呵護雙手。」

例2 指縫間紅腫發癢

【推斷】芽生黴菌性指間糜爛

指間泛紅搔癢，很有可能是念珠菌在手指縫隙增生引起的芽生黴菌性指間糜爛，嚴重者可能出現脫皮與潰爛。

【處理方式】

手指若殘留水分未乾，將是黴菌滋生的絕佳溫床，因此，碰完水後務必擦乾雙手、保持乾燥。而**中指與無名指由於指縫較細、水分容易聚積，指間糜爛也好發於此處**。

念珠菌屬於人體正常菌叢，也常見於枕頭、沙發、窗簾或附著在布偶等日用品表面。所以，為避免居家淪為黴菌繁殖的有利環境，更要多注意衛生，做好清潔工作。

念珠菌容易清洗也不耐乾燥，因此採用日曬或烘乾機都可以有效殲滅；而這類型的黴菌，也需累積至一定的菌數量才會成為致病原。

例3 手部起疹子、發癢

【推斷1】接觸性皮膚炎（濕疹）

有些病人明明不常碰水卻出現手部紅腫搔癢以及一顆顆疹子，即所謂「濕疹」。嚴重時甚至會產生組織液滲出、脫屑、表皮龜裂出血等症狀。

也正因為我們的雙手經常要接觸各式各樣的物體與外界刺激，包括油類、水、蔬果、清潔劑、化妝保養品、藥物、塑膠手套、皮革製品、金屬……等，讓濕疹的誘因範圍更加無邊無際。

比較容易察覺的誘發因子，如一碰就發癢、泛紅、起疹子的東西，可暫時停止接觸，並觀察症狀有無緩和。

但並不是所有濕疹誘因都這麼顯而易見，這時，就要透過皮膚科進行貼布測試，以便進一步找出致敏源。在治療上，仍以避開致敏物為原則，並配合紮實的肌活習慣，做好日常手部護理。若病情較嚴重，同樣務必尋求專業醫師診斷，並依循指示用藥。

【推斷2】手部白癬（手癬）

少數同樣有手部紅腫、發癢伴隨濕疹現象的病患，屬於「手部白癬」。這是雙手肌膚受白癬菌感染所造成的皮膚乾粗、起疹以及搔癢症狀。但一開始病徵並不明顯，因此很容易被誤判為濕疹。也因為病人常自以為是濕疹就拿藥亂塗，所以會越擦越糟，不得不注意。

手部白癬的一大特徵，就是症狀往往只出現在單手。

雖然相較之下此一病症並不常見，但若查覺有異，還是要儘速就醫。

例4 手部長了不會癢的小水疱

【推斷】汗皰（汗水引起）

當手掌、腳掌長出肉芽或米粒大小的水疱、戳破後皮膚還會出現一圈細細的環狀脫皮，就要懷疑是否長了汗皰。汗皰是汗水積在肌膚表層引起的皮膚炎，但通常不會伴隨明顯搔癢。

汗皰會讓患者手部肌膚同樣呈現泡澡後皺巴巴的狀態，但主因不是水而是汗，此外，手腳易出汗的人也比較容易患有汗皰。

【注意要點】

汗皰在治療過程中，肌膚會因為乾燥產生皮屑，硬撕可能導致惡化，請務必避免。脫皮的肌膚防禦機能會大幅減退且脆弱不堪，此時正是手部濕疹伺機而動的大好時機。換言之，**汗皰其實就是手部濕疹的「前奏」**，因此，這時的保濕工作更不可馬虎，越早根治越好。

例5 長出奇癢無比的小水疱

【推斷】異汗性濕疹（汗皰疹，非汗水引起）

跟上述汗皰一樣會有小水泡但伴隨著紅腫癢，或演變為又紅又癢的濕疹時，就有可能是稱為「汗皰疹」的異汗性濕疹。

【注意要點】

汗皰與異汗性濕疹在患有金屬過敏尤其是鎳過敏的病人身上尤其常見，而**金屬過敏症狀最常顯現在肌膚**，原因至今不明。

除此之外，並不是只有直接接觸金屬的部位才會產生過敏，其他部位也可能間接出現症狀，讓病人百思不得其解，出現「咦？原來我是金屬過敏啊？」、「沒想到我對鎳過敏……」等反應。

有關金屬過敏，將在後續第5章第270頁進行詳細解說。

例6 吃了某些東西手反而開始癢

【推斷】金屬過敏

有一個4歲的小病人來找我看診。

據她的母親表示，她一吃巧克力，手部就會突然開始發癢。

但食物過敏通常是全身性的，為什麼只有手掌會癢？我繼續細問，得知她玩媽媽手機時也曾出現手部搔癢的狀況。

於是，我曾想向手機製造商確認材料與成分，卻因為對方不願透露而不了了之。最後，我花了半年時間，總算揪出致敏元兇——鎳的電鍍外層。

而這名患者對鎳的貼膚測試結果，也出現明顯的陽性反應，更足佐證。

此外，這個女孩似乎也很喜歡玩單槓和盪鞦韆，經推測，應該是她出汗的雙手碰觸到鞦韆鏈繩或單槓表面的鎳鍍層，隨後金屬因經皮毒作用進入人體，才引發一連串的鎳過敏反應，也就是所謂的「金屬過敏」。

【注意要點】

金屬過敏可分為「接觸性金屬過敏」與「全身性金屬過敏」。

當患者因配戴飾品、手錶或接觸到硬幣、機器等物品所含的金屬成份引起皮膚炎，就稱為「接觸性金屬過敏」。本書第203頁手部濕疹改善Q&A其中一例，就是患者因戒指釋出的微量金屬元素使肌膚受到刺激、所以誘發過敏。而類似的病例相當常見，算是相對容易診斷的金屬過敏類型。

「全身性金屬過敏」則是食物或金屬過敏原進入人體後才引起的各種過敏反應，像此例病患一開始難以揪出過敏原的案例也不在少數。

常見的致敏金屬，還包括俗稱「銀粉」的汞齊，它是相當普遍的假牙補綴材質，為水銀與白銀、錫、銅、鋅等粉末的合金。當假牙裡的汞齊經年累月被唾液溶解出極微量的金屬離子並從口腔進入人體，再經由手汗排出，最後接觸到掌心肌膚，就會引發濕疹等皮膚炎反應。

若已確知金屬就是致敏原因，只能盡力避免接觸該金屬以及含有相關成份的食物。

本例的小女孩就是因為先吃了含鎳的代表性食物——巧克力，促使後續的過敏反應加劇。

一般鎳過敏者可能一吃到高鎳食物就會引起肌膚搔癢，如杏仁、花生等堅果類，牡蠣、蛤蜊等貝類，以及海膽之類的海鮮等，不可不慎。

例7 化膿長膿疱伴隨搔癢

【推斷】掌蹠膿疱症（局部膿疱型乾癬）

若病灶在掌心或腳底，先泛紅再化膿、形成膿疱，很有可能就是掌蹠膿疱症。

掌蹠膿疱症的膿疱經常反覆形成，並重複著「結痂與脫落」的循環，嚴重者還可能出現掌心與腳底整個泛紅、脫皮、龜裂疼痛等症狀。

當膿疱處於破裂、結痂狀態，病人通常會感到搔癢難耐，其中約有一成的患者甚至會感到胸骨、鎖骨和肋骨連結處產生的關節疼痛。

掌蹠膿疱症的成因至今未明，目前可推斷與金屬過敏、抽菸習慣、扁桃腺發炎和蛀牙等因素有關。不過，可以確定的是，**此症產生的膿疱與細菌感染無關，不具傳染性。**

例8 天寒時節指尖發紅搔癢

【推斷】凍瘡

寒冬與初春乍暖還寒之際，若手指、腳趾、耳朵出現紅腫、疹子、搔癢伴隨疼痛，即有可能為凍瘡所致。有些孩童的凍瘡會出現在鼻子或臉頰，手腳則沒有明顯症狀。凍瘡嚴重時可能長出水疱甚至破裂潰爛，一旦導致指尖彎曲，皮膚也會跟著裂開。

萬一惡化，則會使皮膚和皮下組織凍僵、損毀甚至壞死，演變成更嚴重的凍傷。

【原因】

凍瘡是由於天氣寒冷與低溫造成的血液循環不良、末梢血管收縮導致末端皮膚細胞缺乏養分與氧氣而引起的疾病，通常會造成輕微的皮膚組織受損、發炎以及灼痛感。

也正因為主要成因是血液循環不良，所以並非寒冷地區才會發生。像很多女性鞋子穿太緊、鞋子不合腳阻礙血流循環造成腳趾凍瘡的病例，也很常見。

此外，也好發於孩童，比例甚至高於成人，明確原因尚無法確認，但可大致歸結於孩童血管比成人細、血液循環容易變差，以及孩子們也不會注意手腳有沒有保持乾燥等因素。此外，也與遺傳有關，故年幼孩童症狀更明顯。

【如何預防】

凍瘡的預防方式不妨參考以下幾點：

・首重保暖，天冷時務必戴上手套、耳罩，並注意不要讓身體接觸到寒冷空氣

・當手套、襪子淋濕或被汗水沾濕，一定要儘速替換

・若因做家事或工作須常碰水，則請以溫水代替冷水

・在家也要穿襪勤保暖

・盡量少穿會阻礙血液循環的靴子或過緊的鞋子

・不僅寒冬，早晚溫差大的初春也要記得做好防寒措施

【處理方式】

對凍瘡病患來說，最重要的就是提升血液循環。建議以攝氏約40度溫水浸泡患部15分鐘，同時進行按摩，每天早晚各一次。

也可以搭配服用含**維生素E**的口服藥，有助維持血液循環順暢。若泛紅與搔癢還是沒有好轉，請直接向皮膚科醫師諮詢。

至於凍傷的緊急處理，若傷勢較輕，可先用介於攝氏40～42度的熱水讓患部回溫，並包覆衣物稍作保暖；傷勢較嚴重者則須儘速就醫。另外，就算患者傷勢輕微，也不能讓患部受到摩擦或按壓等刺激，否則恐會傷及皮膚組織，導致長出水疱或引起潰爛。

6 腳部搔癢的可能原因

「腳好癢」、「腳都脫皮了」、「腳長了水疱」……，這些症狀很容易讓人第一個就懷疑自己是否得了足癬，也就是俗稱的香港腳。足癬的確是因為感染白癬菌這種黴菌所引發的一種常見皮膚病。

但事實上，**在我的門診懷疑自己得了香港腳的病人，有七成以上都是其他疾病**。其中，又以自行拿藥亂擦反而造成皮膚紅疹的病患為大宗。

大家要知道，不是所有的足部皮膚炎都是香港腳，也有可能是前面已介紹過的接觸性皮膚炎、掌蹠膿疱症、汗疱、異汗性濕疹等其他疾病所造成。至於這些皮膚疾病稍早均已做過相關說明，所以本章將單獨針對足癬進行解說，除介紹正確的處理方式，並釐清一些常見的錯誤觀念。

足癬（香港腳）是腳部感染「白癬菌」所致——該如何預防？

足癬是源於白癬菌寄生於肌膚角質層並大量繁殖引起的皮膚症狀。由於白癬菌是以角蛋白（Keratin）這種構成肌膚、指甲和毛髮的天然蛋白質為營養來源，因此，也會存在於指甲處與毛髮等部位。

白癬菌引起的皮膚感染症狀，可依部位分成以下幾種：①頭癬、②體癬（含手臂、手背、腳背）、③股癬（鼠蹊部等）、④手癬、⑤足癬、⑥甲癬等。

足癬給人的印象就是奇癢無比，而那就是發炎所導致的搔癢。

人體具有抵禦外界刺激的免疫機制，當遭受病毒、細菌或黴菌侵襲，例如當白癬菌入侵角質層底部，免疫機能便啟動攻擊模式、出現發炎反應，讓皮膚變得搔癢不已。

另外，附著於角質層的白癬菌還會代謝掉各種成分，誘發過敏與排斥反應，這也是讓人搔癢難耐的原因之一。

然而，足癬不一定會引起搔癢，所以，為了確認是否真的感染足癬，進一步檢查白癬菌的存在仍然有其必要性。

必須注意的是，白癬菌感染效果很強，即使藉由拖鞋或毛巾等日用品，依然能相互感染。不過，因為**白癬菌侵入肌膚角質層至少要花上二十四小時**，所以只要在這段時間內把腳洗淨，就可以有效預防。

另外，白癬菌喜歡高溫潮濕的環境，因此，建議夏天時盡量不要穿太悶熱的鞋子，若患有體癬、股癬，更應避免穿著材質不透氣的衣物。再加上每天以正確方式洗澡、清潔，就不用太過擔心。

誤解1 足癬真的很難根治嗎？

足癬藥並非殺菌劑，其用途在於抑制黴菌滋生

常聽人說足癬「不容易根除」又「治不好」。

但我要告訴大家，**只要聽從皮膚科醫師指示耐心配合治療，足癬一定「治得好」，惱人的黴菌也可以消滅得一乾二淨。**

足癬之所以會給人一種「頑疾」的印象，大多與病患的藥物（抗黴菌外用藥）使用方式不當，或誤解使用期間有關。

【處理方式】

如果只把藥擦在「搔癢」、「脫皮」的部位，只會事倍功半。因為看起來沒事的皮膚部位，往往也有白癬菌潛伏於其中。

所以，擦藥時腳掌要整個塗滿，指縫等細節也不能大意，否則躲在肌膚底層的白癬菌隨時可能誘使足癬復發。

另外，就算肌膚狀況好轉，也要遵照醫師指示，持續用藥至少三個月。

因為足癬用的抗黴菌外用藥並不具「殺菌」效果，而是「抑菌」，目的是抑止黴菌生成。

而腳部肌膚的代謝週期約為30～45天，當藥效發揮，這些位於角質層且已失去活性的白癬菌就會隨著代謝跟著角質細胞一起脫落離開人體。如此反覆循環兩到三回，就能漸漸根除白癬菌，讓足癬痊癒。

我通常會建議病人**至少用藥半年**，因為只要半年，就能有效揮別「香港腳」。

足癬四大類型

有位50多歲的男性患者腳跟長期乾粗，家人一直跟他說「你爸爸以前也得過這種皮膚乾巴巴的香港腳喔！」但他本人不以為意，覺得既然不會癢，那應該就不是足癬，所以從來不把家人的話放在心上。

但就在不久後的某天，他的腳跟開始增厚變硬，皮膚甚至出現龜裂疼痛，就算塗了市面上的潤膚乳膏，也毫無效果。

於是，他來診所看診，而結果顯示：他感染的正是足癬。

足癬可依症狀大抵分為四種，其中也有不會發癢的類型，不可掉以輕心。

①趾間型

好發於腳趾夾縫，又以中指與無名指間最為常見。症狀為皮膚出現白色凹凸皺痕或發紅、潰膿、脫皮等。通常伴隨搔癢。

②小水疱（汗皰）型

腳掌、側邊以及腳趾腹冒出紅色小水疱，水疱破裂則會脫皮結痂，伴隨劇烈搔癢。

③角化型

腳掌與腳跟會異常乾粗，角質變得又厚又硬，隨後出現脫皮或龜裂，屬於不會癢的足癬類別。

④灰指甲型（甲癬）

指甲會增厚，表面混濁失去光澤，嚴重者會轉為黃色，伴隨前端剝落。也是不會發癢的類型之一。

誤解3 自己買市售足癬藥膏來擦應該就會好了吧？

自行塗藥的兩大疑慮

腳部的接觸性皮膚炎、掌蹠膿疱症、汗皰或異汗性濕疹等症狀，與足癬可說相當類似，在辨別不易的情況下，即使自認為是足癬，最好還是至皮膚科請醫師診斷為宜。

因為自行用藥可能會產生以下兩大問題：

首先，**未經醫師同意亂擦市售藥物，通常只會導致症狀惡化。**臨床上常見用了不合適的藥物之後、反而導致濕疹搔癢情況加劇的病例。

其次，自行用藥容易延誤就診的最佳時機。要診斷是否為足癬，需要取一小部分患者皮膚檢驗有無白癬菌滋生，但若患者先行亂塗藥、引發紅疹，就很難判斷黴菌的有無。所以當務之急是先緩和紅疹，再進行深入的顯微鏡檢查。

7 陰部與臀部搔癢的可能原因

私處與臀部搔癢有很多原因，包含接觸性皮膚炎、念珠菌感染、免治馬桶發霉、便秘、腹瀉、蟯蟲、痔瘡、肌膚乾燥、陰蝨、疥癬、尖形濕疣（菜花）、生殖器疱疹、糖尿病、尿布疹、清潔用品使用不慎或座椅太硬所致等。

例1 臀部搔癢

【推斷1】接觸性皮膚炎

之所以會讓人覺得屁股好癢、癢到受不了，最常見的原因就是接觸性皮膚炎（濕疹）。

比方炎炎夏季還穿著密不透風、材質粗劣的衣物或緊身褲，就有可能因為悶熱引起濕疹與搔癢。

另外，有些人會認為私密部位應該徹底洗淨而過度清潔，因而造成肌膚刺激與乾燥，反而導致發癢不適。

像這樣，其實臀部搔癢通常可以藉由一一排除原因而自然獲得控制。

【推斷2】念珠菌感染

如果排除所有導致接觸性皮膚炎的可能性，臀部搔癢還是止不住，就要懷疑是否為肛門感染了念珠菌。

念珠菌是每個人身上都會有的正常菌種，若在不同部位異常增殖，則有可能引起口腔念珠菌感染或芽生黴菌性指間糜爛。而除了口腔、消化器官之外，排泄物通常也含有大量的念珠菌。所以，就算再怎麼努力清潔，也很難讓肛門周圍達到完全無菌的程度。

也正因為一般人能做的有限，所以只要覺有異，還是要盡快到皮膚科就診、請醫師開立抗黴菌藥物，才是最保險的做法。

例2 使用溫水洗淨便座臀部仍然搔癢

【推斷】溫水洗淨便座噴嘴處發霉

最近門診有愈來愈多因使用免治馬桶而導致屁股（肛門附近）搔癢的病人。

他們很困惑，不明白為什麼「應該愈洗愈乾淨」的免治馬桶會帶來不適。但其實這種溫水洗淨便座在使用上有一個盲點，就是**噴嘴的收納座很容易藏污納垢不易清潔**。

也因此，噴嘴周圍常成為黴菌孳生的溫床，每上一次廁所，噴嘴就會把黴菌往肛門口送，也難怪會引發肌膚搔癢不適。

此外，也有很多病人因為太常使用溫水洗淨功能造成過度清潔，反而讓肛門周圍愈洗愈癢。

我記得有位女性患者，她不分大小便只要如廁完畢就會使用便座的溫水洗淨功能，這樣一天超過10次的水洗下來，肛門附近的皮膚開始發癢。她卻懷疑是洗不乾淨的結果，反而還加強水壓與次數、由一天10次左右增加到30次，最後，終於不堪其癢，前來就醫。

另一個例子，則是位男性患者。他習慣在整整15分鐘的排便時間內不停以溫水沖洗肛門口，直到便座電源自動停止。最後，也因為皮膚搔癢難耐就診。

這兩位病患，我都請他們如廁後改以較溫和的水洗模式清洗數秒，再輕輕擦乾多餘水分即可。隨後，他們也都不藥而癒。

事實上，肛門部位若過度清潔，反而會破壞肌膚菌叢生態的平衡，使原有的肌膚防禦機能受損，當然也就容易搔癢、不舒服。

另一方面，清潔不慎或擦不乾淨，也是誘發肛門搔癢的原因之一，因為糞便所含的消化酵素與偏鹼性的稀便，也容易刺激肌膚、引起搔癢問題。

例3 臀部內側發癢

【推斷1】便秘、腹瀉

臀部搔癢大致可分為內、外兩種因素，較常見的內部因素為便秘型與腹瀉型。

便秘造成的搔癢，起因於宿便累積在肛門直腸連結處所形成的刺癢感，通常可以隨著宿便排出獲得舒緩，這類型的搔癢就是便秘所致。

腹瀉型則是**一天之內排便次數大增，肛門周圍皮膚也會感到刺癢難耐**。每到歲末年終應酬多時，也是民眾最容易吃壞肚子、引起這類型搔癢的高峰期。

【推斷2】蟯蟲

「現在的衛生條件已經這麼好了，還有人感染蟯蟲嗎？」會這樣想的人應該不在少數，但大家要有一個觀念，就是即使再怎麼留意環境衛生，還是有可能感染蟯蟲這類的寄生蟲。不過，**臨床上只要服用驅蟲藥，大多可順利獲得改善。如果擔心自己感染了蟯**

蟲，請直接至醫院接受檢查。

蟯蟲的雌蟲常趁夜晚爬出宿主腸道在肛門產卵，因而刺激肛門和會陰周圍肌膚，致使患者夜間搔抓。

沾有蟲卵的手指若繼續碰觸其他物品（如衣物或寢具），就會重複傳染給其他人。加上蟲卵可在常溫下存活長達三週以上，因此，只要家中有一個人感染蟯蟲，建議全家都應該要去一趟醫院做詳細檢查。

【推斷3】痔瘡

痔瘻（又稱穴痔）和痔核（通稱痔瘡）是兩種常見的痔瘡類型，而兩者也都可能引起肛門附近搔癢。痔瘻是由於皮膚傷口發炎化膿、膿液淤積所形成，至於當中的分泌物，也就是搔癢的來源。

痔核則是肛門部位血液滯積、循環不順所產生的腫塊。而腫塊滲漏一旦分泌與出血，就有可能導致肛門附近搔癢。

無論是哪一種類型，唯有將痔瘡治好，才是消除搔癢的不二法門。

例4 使用生理用品（如衛生棉）伴隨的搔癢

【推斷】 接觸性皮膚炎或肌膚乾燥

每當使用完生理用品或成人紙尿褲、嬰幼兒尿布後皮膚就會出現搔癢，有可能正是接觸性皮膚炎在作怪。

因為生理用品或尿布容易悶住濕氣、與肌膚產生摩擦，久而久之自然容易引起發炎，而悶熱不透氣的狀態也是細菌繁殖的絕佳條件，亦是誘發濕疹的原因之一。

【處理方式】

肌膚敏弱者不妨改用棉質的布衛生棉或布尿布，下半身也可換成較透氣舒適的衣物。

不過布衛生棉以及布尿布必須帶回家清洗，也不能隨便亂丟，難忍的異味和清理上的不便也讓許多人卻步。也因此，怕麻煩的人可以用不含酒精的濕紙巾稍微擦拭患部保持清潔，此外，使用的濕紙巾也要慎選，以防用了含致疹成分的產品卻不自知。若須使用外用藥，且肌膚較敏感、懷孕中或有過敏問題的人，請一定要先諮詢皮膚科醫師，因為有些藥並不適合給念珠菌感染的病人使用，還是小心為上。

【注意要點】

有些患者在非生理期也會使用生理用品而造成濕疹。切記，生理用品在生理期間用就好，護墊也請於必要時再用，並勤更換，千萬不要一片墊一整天。

市面上很多護墊都採用可提升吸附性的化學纖維，並增加香料化學成分，這些也都很有可能導致搔癢等肌膚問題，若有使用上的疑慮請務必諮詢醫師。

另外，**私密處的肌膚角質層通常較薄也較欠缺保濕機能，常會因為肌膚乾燥導致搔癢**。有類似困擾的患者，通常輔以保濕劑便能有效改善。

例5 陰毛根部搔癢

【推斷】陰蝨

若陰毛部位奇癢難耐，就要小心是否被陰蝨感染。

陰蝨是一種寄生於體毛的寄生蟲，常見於陰部。陰蝨會在吸血同時分泌唾液，而這些分泌物便容易致使宿主產生過敏反應與搔癢。

陰蝨成蟲長度約1mm，比起2～4mm的頭蝨較不容易被發現。但由於雌蝨會在陰毛附近產卵，便能藉由緊密附著於毛髮的卵發掘陰蝨的蹤跡。另外，患者內褲上也常會佈滿紅褐色的陰蝨糞便顆粒。

如果擔心自己患有陰蝨，請直接至皮膚科做顯微鏡檢查。臨床上也會建議患者先把陰毛剃乾淨再投藥。

常用藥劑為含有「百滅寧（Permethrin）」驅蟲成分的藥粉，但這種藥效僅限於成蟲，因此投藥時機須配合蝨卵孵化，並反覆塗抹數次。

此外，性行為是陰蝨最主要的傳染途徑，也可由內褲、毛巾、床單等物品間接傳染。

例6 男性生殖器附近冒出發癢的膿疱

【推斷】 疥癬

疥蟎好寄生於人類下體皮膚、指縫、手肘、膝蓋內側或腋下等位置連帶引起劇烈搔癢，此即疥癬。

疥蟎不具吸血性，但會鑽進皮膚角質層內進行活動，留下的脫殼與排泄物便是誘發過敏症狀的來源，讓患者感到陣陣強烈的搔癢。

疥蟎體型微小，**即使是較大的雌蟲也只有0.4mm**，光靠肉眼難以辨識。但如果在男性生殖器如陰囊、陰莖處發現紅豆大小又奇癢難忍的暗紅色顆粒，通常就是感染疥癬的證明。疥癬會經由性行為與醫療照護等肌膚接觸直接傳染，其他如共用毛巾、床被等，也是常見的傳染媒介。

臨床治療上，患者可透過口服伊維菌素（Ivermectin）或百滅寧（Permethrin）等外用藥來改善疥癬症狀。

例7 外陰部或肛門附近長出很癢的疣狀物

【推斷】尖圭濕疣（菜花）

不分性別都有可能感染尖圭濕疣，若發現生殖器或肛門附近長出一顆顆搔癢的凸出物，有很大的機率就是罹患此生殖器疣，而當凸起斑塊越來越密集，就會伴隨發炎與搔癢症狀。尖圭濕疣主要是經由性交傳染HPV病毒（為Human Papillomvirus縮寫，中文為「人類乳突病毒」），因病毒特性易使疣狀物增生，亦可能讓感染範圍擴大，所以務必儘早就醫治療。目前常用的有冷凍療法，也就是透過液態氮的低溫來破壞其細胞。

例8 外陰部長水疱

【推斷1】生殖器疱疹

此症的典型症狀就是外陰部冒出又痛又癢的水疱，患者同樣不分性別。而罪魁禍首就是疱疹病毒，目前已知疱疹病毒種類多達上百種，其中僅有八種會傳染給人類。

【症狀】

不同病毒引起的症狀也不盡相同，有些病人即使感染也沒有明顯症狀。常見的疱疹病毒可分為單純疱疹病毒第一型（HSV-1）與第二型（HSV-2）兩種。HSV-1 好發於口腔嘴角，HSV-2 則好發於生殖器。後者主要的症狀就是奇癢無比，隨後會長出又刺又痛、讓人坐如針氈的水疱，此外，感染初期還可能伴有嚴重發炎、淋巴腫大或發燒等症狀。

生殖器疱疹較難根治，就算暫時緩和，仍易隨著發燒、疲勞、壓力大或生理期等身體狀況反覆發作。

治療上常使用口服抗病毒藥物，效果十分理想。而對於經常復發的病人則會投以長期口服抗病毒藥以降低復發頻率，屬於一種「抑制復發療法」，用藥期間原則上為一年，並同時追蹤病況以隨時調整用藥頻率。

【推斷2】念珠菌感染

若外陰部長出水疱而且會癢，則可能為念珠菌感染。

念珠菌是人體常見的正常菌叢，但當身體狀況不佳、過度勞累、壓力太大等因素導致抵抗力下降，或是不當的性行為，都有可能誘發念珠菌感染。女性患者常出現的症狀包含陰部搔癢、外陰糜爛、紅腫並伴隨分泌物，若陰道或會陰附近搔癢難耐，建議至婦產科就診。男性常見病徵則是龜頭與包皮處紅腫，若感到排尿不順伴隨疼痛，請直接到泌尿科報到。**這類疾病很難自然痊癒，千萬不要掉以輕心。**

例9 無明顯皮膚症狀，肌膚卻持續搔癢

【推斷1】糖尿病

若成年人肌膚持續搔癢長達一個月也未見紅疹、起水疱、泛紅或乾燥等症狀，就可以合理懷疑是糖尿病所致。

糖尿病或腎衰竭等內臟疾病都有可能間接造成皮膚搔癢，而且通常不會伴隨其他明

顯癥候。原因是糖尿病患者血糖值常居高不下，身體為了降低血糖會把水分由細胞往血管送，造成患者口乾舌燥、肌膚乾燥脫水。當肌膚缺水，基本的防護功能就會減弱，稍微受到一點刺激便會引起搔癢。

腎衰竭的患者通常也有汗腺萎縮、排汗量不足的問題，同樣會導致皮膚乾燥發癢。

另外，糖尿病患者也很容易反覆感染念珠菌、飽受陰部搔癢困擾。至於為何糖尿病患容易有私密肌膚搔癢問題，至今仍未有明確解釋，僅知兩者具一定關聯性。

若長期私密處搔癢卻沒有其他顯著皮膚症狀，還是建議儘速至皮膚科檢查與治療。

源自內臟疾病的皮膚搔癢，機率微乎其微

許多病人擔心：「我的皮膚搔癢，該不會是內臟哪裡出了問題？」其實大家不用過度緊張，因為**在我的門診裡因內臟疾病誘發皮膚乾癢的患者比例，連1%都不到**。

可是仍然有許多病患為此忐忑不安，尤其只要電視節目播出相關內容、大肆討論「皮膚癢個不停又沒有其他徵兆，小心是內臟無聲警訊！」之類的話題時，前來詢問的民眾就會特別多，所提出的問題也千奇百怪。

「醫生我的背好癢，難道是我的肝或腎哪裡有異常？」、「我手上的濕疹跑了好幾

間皮膚科都治不好，我是不是得了癌症？」、「醫生，電視說如果內臟有毛病皮膚就會跟著很癢，請幫我看看我是不是有什麼隱疾？」

其中也有人擔心到去做全身精密體檢，直到確認檢查結果顯示並無異常，竟還反過來懷疑自己是不是得了什麼驗不出來的怪病、讓自己陷入沒完沒了的胡思亂想惡性循環。

其實，把內臟疾病視為皮膚搔癢的可能性之一，並沒有錯。不過，與其為此跑遍各大醫院、特地花錢去做精密體檢，還不如好好向皮膚科醫師求診，因為唯有釐清搔癢成因，並耐心接受治療不要半途而廢，才是正確解決之道。

【推斷2】尿疹

如果孩子持續出現皮膚搔癢也沒有其他異狀，還有一個可能的原因就是尿疹。尿疹好發於學齡兒童，尤其是男生，症狀為下腹部皮膚奇癢，也容易引發夜間搔抓。有很多案例是父母先帶孩子去看泌尿科，未發現異狀才輾轉來看皮膚科。

通常我會請家人告訴孩子**「尿尿要解乾淨並擦乾淨」**，如果因為常去摳抓刺癢、造成肌膚受傷，也要記得先把患部擦乾淨再上藥膏。一般常用的是較溫和的外用類固醇；另外，平時也可以薄塗一層凡士林做預防，使用量則以不沾到衣褲為原則。

例10 嬰幼兒屁股紅腫

【推斷】 過度清潔或不當擦拭

嬰幼兒尿布疹最常見的原因，就是排泄物成分對肌膚產生的刺激，但如果孩子屁股出現紅腫伴隨潰爛情形，就有可能是衛生或清潔用品所致。嬰幼兒的肌膚非常嬌嫩脆弱，家長可留意是不是在幫寶寶換尿布時過度使用濕紙巾擦拭孩子的屁股。此外，我也看過不少家長以酒精棉片過度清潔、導致孩子屁股紅通通的例子。

【處理方式】

清潔寶寶臀部時，請避免使用具強烈刺激性的酒精清潔產品，可改以溫水輕柔洗淨，並以膚觸柔軟的棉布或紙巾輕輕壓乾表面殘留的水分即可。

確定肌膚已完全乾爽後，再替孩子穿上尿布或衣物。若還沒等到皮膚全乾就包上尿布，悶住的水分反而會使肌膚發炎出狀況。

如果已經換了清潔產品、也以改變擦拭方式，但孩子的臀部搔癢依然未見好轉，就要趕快到皮膚科報到，接受醫師診治並配合使用外用藥。

例11 兒童臀部紅腫

門診上常見小學學童因臀部濕疹與搔抓出血而前來看診。原因往往出在學校的木製課桌椅太硬、坐久不適，所以導致小朋友忍不住搔抓而刺激皮膚。

【推斷】 座椅過硬

有些家長會跟我表示，自己以前也是用一樣的課桌椅，但為什麼孩子會出現這種問題？其實，只要試著多加一塊坐墊，觀察是否因此有所改善，就可以證明孩子皮膚炎的禍首就是那張硬梆梆的椅子。患有異位性皮膚炎的孩童由於肌膚屏障功能較弱，臀部很容易感染濕疹，有些人即使擦了強效類固醇還是很難痊癒，每天癢得受不了、只能一直伸手去抓。像這種情形，通常我都會**請家長準備一塊坐墊讓孩子帶去學校**，而且很快他們就會發現孩子不藥而癒了。

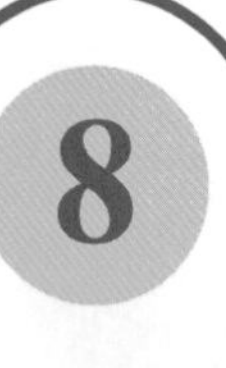

背部、胸腹部搔癢的可能原因

皮屑芽孢菌毛囊炎、汗疹、汗斑或帶狀疱疹等疾病，都有可能導致後背、腹部等部位出現皮膚搔癢。

例1 前胸後背長出會癢的粉刺痘痘

【推斷】皮屑芽孢菌毛囊炎

很多患者因胸口和上背突然冒出一顆顆紅色顆粒，又癢又難治，以為是身體長痘痘，便前來診所求助。

但除了異位性皮膚炎，像這種伴隨猛烈搔癢的痘痘症狀並不多見。比較有可能的是皮屑芽孢菌（或稱馬拉癬菌）增生並侵入毛囊導致發炎的「皮屑芽孢菌毛囊炎」。皮屑芽孢菌是聚居在人體皮膚上的正常菌種，在皮脂分泌量旺盛的胸口與背部最為常見。

當位於毛孔深處的皮屑芽孢菌在分解皮脂時引起發炎，就會使皮膚表面長出紅豆一般的顆粒。此外，皮屑芽孢菌增生時，也會讓身體感應到異常，進而誘發過敏反應。而汗水也會參雜皮屑芽孢菌對肌膚產生刺激，促使身體釋放搔癢介質，讓人渾身發癢。以我看診的經驗，多數患者的病灶20％在痘痘，80％為合併感染皮屑芽孢菌毛囊炎。

【處理方式】

治療皮屑芽孢菌毛囊炎常用的是外用抗黴菌藥物。

至於一顆顆的皮疹則會配合抗痘藥物。擦法是先於前胸上背等患部塗上大片外用抗黴菌藥物，再針對皮疹顆粒局部點上抗痘藥，這種疊擦法效果非常顯著。

【注意要點】

皮屑芽孢菌毛囊炎外觀很像一般痘痘，因此就連許多皮膚科醫師也會誤診、當成痤瘡來處理，這樣一來，永遠也無法對症下藥。這兩種症狀相當類似，成因卻完全不同。痘痘（痤瘡）伴隨的發炎紅腫是「痤瘡桿菌」於皮脂污垢堆積的毛孔內增生所致。

痘痘一整年、不分時節都有可能發生，皮屑芽孢菌毛囊炎則好發於易出汗的季節，兩者之間有著顯著的差別。若一般治療痘痘粉刺的方式無效，就要請醫師確認是否為皮屑芽孢菌毛囊炎。

例2 一流汗就癢

【推斷】汗疹・汗斑

一出汗皮膚就發癢卻沒有其他明顯症狀時，有可能是汗疹（又稱痱子）或汗斑所導致。

【症狀與成因】

若頸部周圍、腋下、腹部、手肘內側等容易堆積汗液的死角冒出一顆顆伴隨搔癢的紅色小丘疹或小水疱，此即「汗疹」。汗疹是指汗腺堵塞無法順暢排汗、使汗水累積在皮膚內引起汗腺發炎的症狀。另外，**沒有明顯發疹現象，患者卻會隨著出汗感到肌膚刺癢的則是「汗斑」**。汗斑的病因爲汗水所含的阿摩尼亞等物質對皮膚產生刺激，造成肌膚乾粗脫屑或產生皺摺。而近年也有研究顯示，汗斑合併的搔癢與汗液中的皮屑芽孢菌有關。

【處理方式】

治療汗疹與汗斑，最重要的一個步驟就是維持肌膚乾爽。排汗後堆積在肌膚表面的汗水會降低肌膚屏障功能，若不盡快擦乾維持清潔，就很容易讓細菌滋生。而在日常生活中，我們可以盡量做到的包括：炎炎夏季或運動時盡量穿著透氣性佳的衣物，流汗後徹底擦乾或盡快清洗，以維持身體乾爽與清潔。

要注意的是，擦汗時千萬不要用力摩擦肌膚，也盡量不要使用含酒精等刺激成分的紙巾類產品，否則可能會越擦越癢。建議大家可以選擇嬰兒用的柔膚濕巾，不但使用方便、價格實惠，而且膚觸清爽、溫和不刺激。另外，平時也可搭配使用痱子粉或制汗劑，防患於未然，但要小心不要接觸到患部，以免產生刺激、讓症狀惡化。

最近也有很多父母讓嬰幼兒待在暖氣房卻依然包得跟粽子一樣，在此提醒大家，即使天氣寒冷也請務必留意室內溫度適時調整，避免不必要的出汗。

此外，由於乾燥肌的肌膚防禦功能較弱，所以建議要做好肌活步驟、加強保濕，以便有效舒緩汗斑伴隨而來的刺癢不適。

最後還有一點需特別注意，就是**汗疹若一直去摳抓很有可能轉化為濕疹，更難痊癒**。因此，只要覺得肌膚搔癢難耐就要趕快去看皮膚科醫師，並遵照指示配合用藥。

例3 半邊肢體出現伴隨疼痛的水疱

【推斷】帶狀疱疹

當半邊臉、半側肢體或單邊手腳出現局部泛紅與小水疱，並且伴隨神經痛與搔癢症狀出現，有很高的可能性是感染了帶狀疱疹。

【成因】

帶狀皰疹是一種因「水痘・帶狀疱疹病毒」感染造成肌膚疼痛紅疹的皮膚疾病，大部分的人小時候就感染過這種病毒，也就是俗稱的水痘。不過就算水痘痊癒，病毒還是會潛伏在體內的三叉神經節伺機而動直到成人，並於體力與免疫力低下等特定時機（如疲勞壓力、身體狀況不佳、年紀等因素）活化，以帶狀皰疹的形式再次席捲而來。

帶狀皰疹病毒會從所在位置的神經節，沿著知覺神經蔓延至肌膚表層引發相關症狀，所以有些患者會先感覺到神經痛，就是因為病毒沿途破壞神經通道所產生的急性神經抽痛。一般來說，肌膚症狀約兩週就可以有效控制，但少部分患者會轉為慢性疼痛，此即「帶狀皰疹後神經痛」，也有不少人會合併搔癢而不單純只有疼痛。

【處理方式】

目前最常使用的口服抗疱疹病毒藥物愈早服用效果愈理想，所以只要覺得不太對勁、懷疑是否感染帶狀皰疹，最好儘速就醫，早期發現、早期治療。

避免帶狀皰疹惡化三大叮嚀

帶狀皰疹千萬不能放著等它自行痊癒，輕忽帶狀皰疹很有可能會產生嚴重的神經後遺症，很多病人甚至因此飽受一輩子的神經疼痛、肌膚搔癢與肢體麻木所帶來的折磨。

以下三點帶狀皰疹相關注意事項，請大家特別留意：

①就算症狀稍微好轉也不能任意中斷治療

務必聽從醫師指示。口服抗病毒藥從服用到藥效發揮約需兩天時間，切勿因為尚未見效就擅自停用或增加劑量，一定要遵守醫師建議，定時定量服用。

②患處保暖很重要

帶狀皰疹引起的神經症狀若遇低溫容易惡化。不妨維持適度入浴習慣，較嚴重的患部也可輕敷暖暖包，有助維持患部溫度。

③不要隨意觸碰患部

任意搔抓恐導致水疱破裂引發細菌感染，千萬要注意。

讓全身癢不堪言的十大疾病

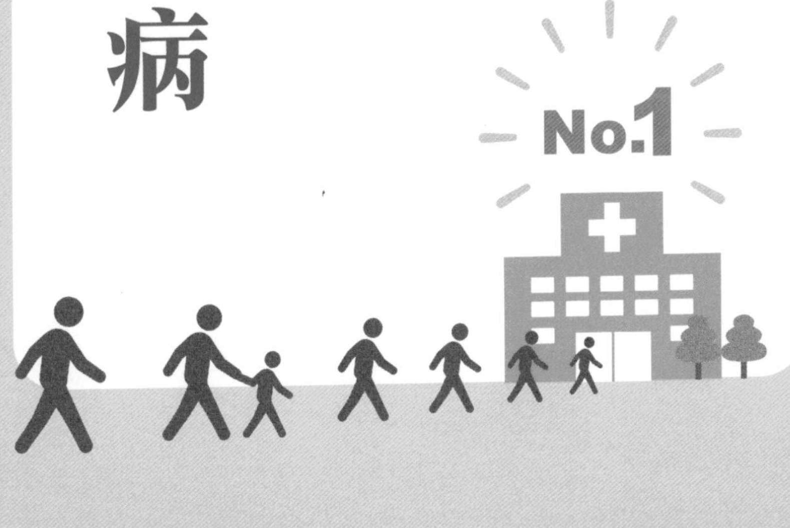

發癢範圍遍及全身，或持續出現局部搔癢

「哇——全身都好癢！」

「之前是臉很癢，今天換手臂癢了……」

全身上下都有可能出現肌膚搔癢，也有可能一下這裡癢、一下那裡癢。本章將為大家介紹幾種會引起搔癢的常見疾病，例如蕁麻疹、接觸性皮膚炎、光過敏、缺脂性濕疹、皮膚搔癢症、乾癬、金屬過敏等，此外，也將針對內臟疾病、蟲咬、懷孕期間的肌膚搔癢情形，加以詳細解說。

如果從第4章依患部分類找不到符合自身狀況的案例，那麼，本章可能會有你需要的答案。

原因 1 蕁麻疹

過敏性蕁麻疹與非過敏性蕁麻疹

「咦？怎麼突然好癢……」如果皮膚忽然冒出微凸鼓起、讓人癢到很想去抓的紅疹，就有可能是蕁麻疹。

蕁麻疹的特徵是皮膚會反覆出現一粒粒小紅疹，合併搔癢。一般來說，病狀因人而異，但通常來得快去得也快，很少超過一天還沒退去的，有時甚至不到幾小時就消失得無影無蹤。

蕁麻疹是一種非常普遍但難纏的皮膚疾病，市售的止癢藥膏也不見得有效。臨床上的主要用藥為口服抗組織胺。除此之外，少數蕁麻疹會引起氣管或腸道粘膜腫脹，併發呼吸困難、腹瀉腹痛等症狀，當察覺喉嚨或腹部有異，請務必儘速就醫。

【成因】

蕁麻疹的病因之一是**食物過敏**，最常見的有**鯖魚、竹筴魚等青魚**，以及**蝦蟹等甲殼類**；**植物性過敏原**則有**蕎麥、竹筍、水果**等。

這類過敏性蕁麻疹是由於食物中含有的過敏原在進入人體後，誘發身體製造免疫球蛋白 IgE 抗體。當這些抗體與過敏原結合，便會促使肥大細胞活化、釋放更多組織胺引起搔癢及紅疹，進而形成典型的蕁麻疹過敏反應。蕁麻疹往往與特定食物或致敏物質有密切關聯，患者只要一接觸到這些東西，就會出現症狀，這也是蕁麻疹的一大特徵。

此外，也有非過敏性的蕁麻疹。這類蕁麻疹大多不是因為外來過敏原所引起，也因此，即使同一種食物也不一定每次吃都會出現症狀。

許多蕁麻疹的病因至今尚未明確，甚至連物理性刺激例如衣物摩擦、氣溫的冷熱變化等，都有可能是誘發蕁麻疹的因素。

【處理方式】

若已知致敏原為何，最有效的方法就是遠離過敏原或做好飲食管理。

基本上，服用治療蕁麻疹的抗組織胺都能穩定控制病情，但也有愈拖愈久、反覆發作變成慢性的例子。因此，千萬不能以為症狀減緩就自行停藥，務必依照專業皮膚科醫師指示，否則容易錯失根治的機會。

食物煮熟仍然可能造成組織胺中毒

我的門診有位40多歲的男性患者，他很喜歡吃鯖魚，也從未對鯖魚過敏。但就在幾個月前的某天，他吃了鯖魚壽司一小時後，就突然全身起疹子而且奇癢無比，雖然約莫兩個鐘頭後紅疹就自然消退，但卻已讓他從此對鯖魚產生陰影。由於擔心自己從此不能再吃最愛的鯖魚，又害怕會忽然發生之前的不適症狀，於是前來找我諮詢。

為什麼平常怎麼吃都沒事的食物，會突然在某天引起全身性的蕁麻疹？

事實上，這種症狀主要就是源自「組織胺攝取過多」。過度攝取組織胺一般稱作「組織胺中毒」，由於經常發生在鮪魚、鯖魚、鰹魚等組織胺含量高的鯖魚科魚類，或使用該魚類的加工製品與罐頭，也因此又被稱為「鯖科魚類中毒症」。

為什麼這些魚類含有高濃度的組織胺？首先我們要知道魚類含有豐富的「組氨酸（Histidine）」，這是一種氨基酸，可以促進組織胺的產生。魚肉中的游離組胺酸受細菌影響會分泌「組氨酸脫羧酶」，並在進行脫羧作用之後形成組織胺，進而囤積在魚類體內與其加工食品之中。

而適合這些菌種存活的溫度大約介於攝氏20～25度以上，也就是說，**當鮮魚保存不當，就會導致組織胺大量產生**。由此可推測，此例蕁麻疹患者就是吃了使用不新鮮鯖魚製成的壽司，才會引起組織胺中毒。

組織胺中毒的症狀類似過敏，同樣會有出疹與皮膚發癢現象。但組織胺中毒並非過敏所引起，而是過量攝取組織胺所致，所以組織胺中毒引起的蕁麻疹可能發生在任何人身上，跟患者本身是否為過敏體質無關。

須特別留意的是，組織胺對熱具穩定性，**即使加熱烹煮也不易分解**，臨床上常見病人吃了味噌燉魚或烤鯖魚之類的熟食，卻仍引起中毒症狀的案例。此外，就算是冷凍或低溫保存，也無法保證不會腐壞，因為雖然低溫環境下較不會形成組織胺，但也有可能早在漁獲在進入冷凍或冷藏前，組織胺就已在魚體內囤積。

另外，很多人誤以為這類蕁麻疹只會發生在如沙丁魚、鯖魚、青花魚、竹莢魚等青魚類，但事實上，由**鮪魚**、**鰤魚**、**旗魚**、**鰹魚**等紅肉魚所引起的組織胺中毒案例，也不算罕見。

原因2 接觸性皮膚炎

換穿貼身衣物也有可能造成搔癢

「醫生，為什麼我只要晚上睡覺一躺平、就會感到上半身突如其來的一陣皮膚癢？」有位20多歲的女性患者來找我看診，她的背部與手臂有多處明顯搔抓痕跡。

經過觀察，由於並無蚊蟲叮咬或蕁麻疹的跡象，所以初步排除了這兩種病症的可能性。接著，我問她最近在生活習慣上是否有什麼改變？或者感覺哪裡不太一樣？她回答：「最近天氣冷，所以我會在睡衣底下再套一件發熱內搭褲。但我覺得這應該跟搔癢沒什麼關係……」而我一聽，便察覺不對勁，於是請她暫時先不要穿這件發熱褲。

結果，才過兩天，她的皮膚搔癢就不藥而癒。由此可知，這位病人的肌膚搔癢就是來自貼身衣物引起的接觸性皮膚炎。

由於這類發熱衣或貼身衣物經常採用化學纖維材質，如聚酯、嫘縈或壓克力纖維等，因此容易引起以下問題：

①一根根粗硬的化學纖維容易刺激人體皮膚

②製造過程添加的藥劑也可能是引起搔癢的原因之一

③化學纖維容易產生靜電。而靜電會傷害皮膚角質層，讓肌膚愈發乾燥、搔癢

有些發熱衣為維持體感溫度，會應用布料吸收人體熱氣與水分的原理以達到「蓄熱」功效，這樣一來，肌膚當然會因為更缺水而且愈來愈乾燥脆弱、難以隔絕化學纖維對肌膚造成的刺激。

刺激性接觸皮膚炎與過敏性接觸皮膚炎

接觸性皮膚炎的成因是皮膚接觸到致敏來源，進而引起搔癢、濕疹等反應，有的人還會冒出一顆顆小疹子或水疱。一般而言，又可分為任何人都可能得到的「刺激性接觸皮膚炎」，以及過敏體質者才有的「過敏性接觸皮膚炎」。

・刺激性接觸皮膚炎

這是指接觸到特定物質、受到刺激而引起的皮膚炎。有的人僅接觸一次就產生排斥反應，有的人則是因為長期反覆接觸、最終才演變為慢性皮膚炎。常見的接觸性過敏原包括：清潔劑、煤油、強鹼或強酸物質等。

．過敏性接觸皮膚炎

當患者長時間接觸植物等致敏原或刺激物質，就有可能引發此類皮膚炎。有的病人一碰到染髮劑或化妝保養品，便馬上出現過敏反應；或者，也有人是在接觸特定過敏原、經紫外線照射後產生所謂的「光毒性皮膚炎」，同樣也屬此一範疇。

【處理方式】

首要任務是找出過敏原。像本例的發病誘因就隱藏在日常生活容易忽略的小細節當中，因此不妨多試著回想：「搔癢發作前，生活習慣有沒有出現任何改變？或曾有哪些不經意的舉動？」致病原因可能就在其中。

症狀在「何時」、「什麼情況下」會發作，以及「哪裡」會癢，這些都是在診斷過敏性接觸皮膚炎時相當重要的判斷依據，如果患者能協助回想並整理成文字，將有助醫師釐清病因。一般在皮膚科臨床上會進行貼膚測試找出過敏原，且具一定成效。而在找出特定的致敏物質後，就要盡可能遠離該過敏原。若搔癢與濕疹狀況嚴重，務必儘速就醫治療，醫師會視病況開立適合的外用類固醇或口服抗組織胺止癢。

揪出過敏原除了做貼膚測試外還有其他方法嗎？

答案是：「有的！」曾有門診病患表示她本身是敏感肌，最近膚況也算穩定，本來想先做貼膚測試看看自己對化妝品的成分有無過敏反應再決定要不要用，但因為天氣熱、容易流汗，所以想知道除了貼膚測試之外，是否還有其他方法可以進行檢測。

的確，進行貼膚測試期間必須避免碰水或流汗，因為汗水與水分會導致貼膚物質脫落、混入附近區塊其他物質，或是讓貼布脫落等，而這些狀況都會影響結果判讀的正確性。

也因此，即使是在不容易出汗的季節，也應盡量避開泡澡或容易大量出汗的劇烈運動。換句話說，要在「走沒幾步就滿身大汗」的夏天進行貼膚測試，確實很不容易。

也因此，我的建議是：**在使用沒用過的化妝品前，可先拿試用品擦在手肘內側，每天擦兩次持續五天，並耐心觀察**。若沒有出現如紅斑、浮腫、丘疹等過敏反應，就可以放心使用。

這種簡便的檢測方式，患者既可自行確認，也不用特意避開碰水或戰戰兢兢不敢流汗，更可省下往返醫院的時間。此外，還能減少「花大錢買昂貴化妝品、卻因皮膚過敏不能使用」的惱人狀況。因此，建議大家可先以少量試用品實行自我檢測，再決定要不要購買使用。

如果在測試過程中出現任何異常或不適，就應該立刻停止並儘速就醫，千萬不要硬撐到第五天才去找醫生。

必須特別提醒的是，儘管很多產品會標示「已通過肌膚敏感測試」，但這並不保證人人都適用。因為對於肌膚健康者來說可能沒有問題，但對敏弱肌或患有接觸性皮膚炎的人而言卻可能導致不適，還請大家多多留意。

原因3 光過敏

每百人之中就有4個人接觸光照會引起過敏反應

「小時候都曬得黑黑的，但現在只要曬到一點太陽就會皮膚癢，甚至出現紅腫……」如果你也有相同困擾，可能是「光過敏」，也就是「光敏感性皮膚炎」所致。

對於光過敏患者來說，即使是正常的紫外線曝曬量，也會導致皮膚過敏、搔癢紅腫的現象，甚至誘發濕疹、蕁麻疹、水疱等症狀。

在日本，每百人就有4人罹患這種紫外線光敏感，而我也是其中之一。只要紫外線高峰季節4～9月一到、一旦被日光照射又沒擦防曬用品，皮膚就會冒出一顆顆米粒大小、又紅又癢的疹子。

光過敏的發病特徵因人而異，有的人只要曬太陽短短幾分鐘就出現症狀，也有人是持續接觸紫外線好幾天才會發作。

此外，有些食物、化妝保養品、維他命劑、外用或內服藥物等，也都會加重皮膚光敏感的問題。當患者接觸這些來源並於體內進行代謝之後，就會轉化成光毒物質；若再加上日光曝曬，就會在皮膚日曬處顯現出敏感症狀，也因此，這種皮膚病症又被稱作「光過敏性藥物疹」。

使用柑橘香氛精油需特別注意

【食物】

在容易誘發光過敏的食物中，常見的水果類有：檸檬、柳橙、萊姆等柑橘類及無花果；蔬菜類則有芹菜、西洋芹等繖形科植物或小黃瓜等。

這些食物都含有一種名為「補骨脂素（Psoralen）」的**「光毒性」**成分。**光毒性是指在接觸含感光成分的物質後，再加上經由紫外線曝曬，就會對皮膚造成發炎紅腫症狀**，亦常伴隨劇癢或起水疱，甚至也可能在皮膚表面留下程度不一的色素沉澱與斑點。

有些人在飲用這類食材製成的果汁後，只要一遇日曬，皮膚就會起疹子，所以千萬不能輕忽大意。

【化妝品或香水類】

化妝品或香氛產品常見的佛手柑精油成分，其中也含有「呋喃香豆素（Furocoumarin）」這種具光毒性的有機化合物。此外，一般芳療常用的柑橘系精油也多含有呋喃香豆素，包括佛手柑、苦橙（塞維亞柑橘）、檸檬、歐白芷根與馬鞭草精油等。由於這類精油具感光性成分，所以建議在使用後的12～48小時內要盡量避免直接曝曬日光。

擦對防曬，就能避免肌膚問題

【維他命劑】

維他命劑也容易引起光過敏。其中尤以維生素B2、B6為最，有的人攝取後一經日光曝曬就會引起過敏反應。也因此，如果一接觸紫外線皮膚就莫名發癢，就要懷疑是否為保健食品所含的維生素所致。

【藥物】

有些藥物也會添加引發光過敏的成分，例如含鎮痛消炎成分「可多普洛菲（Ketoprofen）」的貼布（請參見本書第135頁）、抗生素、降血壓血糖藥，或部分抗組織胺藥物，這些都有可能會造成「光敏感性皮膚炎」。因此，長期使用這類藥物的患者，務必與醫師詳細確認。而在臨床上，皮膚科也會採用光敏感試驗或光貼布試驗來為病患進行過敏原檢測。

須提醒的是，不管是哪種情況所致，光過敏症狀幾乎都是突如其來、讓人措手不及。

要預防光過敏，最重要的就是避免紫外線曝曬並**塗上足夠的防曬用品，包括衣袖遮不到、容易被曬到的地方都不能遺漏**，下巴下方或掌心等部位也要記得補擦。同時，也要搭配陽傘與遮陽帽，讓防曬效果加倍。

另外，也應盡量避免在早上10點～下午2點這段紫外線輻射最強的時間外出。

原因 4 缺脂性濕疹

年輕乾燥肌的六大成因

有些主訴「皮膚乾粗、癢到睡不著」的患者，就是因為皮脂缺乏症（即乾皮症）惡化轉為缺脂性濕疹（又稱乾燥性濕疹）所致。

「皮脂缺乏症」主要成因為皮膚乾燥、缺乏油脂，導致角質層紊亂、肌膚屏障機能下降，一旦受到刺激就開始發癢。一般好發於手臂、大腿、小腿或側腹等皮脂分泌量較少的區域，症狀包含皮膚乾裂、搔癢與刺痛。

而「缺脂性濕疹」則是當肌膚防禦力不足，只要受到如衣物摩擦等些微刺激就會產生搔癢，又或者是平常用慣的化妝品突然引起皮膚炎等，此症也大多會伴隨肌膚泛紅或起水疱。

【成因】

缺脂性濕疹主要的病理成因就在於構成肌膚屏障的皮脂、賽洛美與天然保濕因子的分泌量不足。缺脂性濕疹的高齡患者比例較高，但如果長期生活習慣不良、不重視健康，即使年紀輕輕仍有可能罹患這種皮膚病。各位不妨檢視自己有無以下不良生活習慣，並盡早改善：

①飲食不規律、不均衡

過度節食、偏食、太常吃速食或零食等飲食習慣，會導致構成健康肌膚的蛋白質來源不足，打亂肌膚代謝週期。維持均衡健康的飲食非常重要。

②阻礙代謝正常運作的飲食內容

如果你戒不掉含咖啡因的飲料或冷飲、冰品不離手，就可能會影響身體代謝循環機能。愛吃冰、愛喝冷飲的習慣還是要適可而止。

③睡眠不足

缺乏睡眠會使生長激素分泌銳減，有礙肌膚代謝。

④不當的入浴習慣

泡澡時間過長、水溫過燙或反覆用力搓洗等不良習慣，都會讓肌膚保濕成分流失，削弱肌膚屏障機能。請依照本書第1章介紹的「肌活要領」簡化清潔、強化保濕。

⑤空氣乾燥

長時間的室內空調容易讓空氣乾燥缺水，導致水分從角質層流失、肌膚保水機能下降，皮膚便容易乾粗。

⑥衣物、寢具對肌膚造成的刺激

質料粗糙的衣物或床被枕套，都可能刺激肌膚、傷害角質層，讓肌膚越發乾燥。其他常見原因還包括頻繁使用刺激性強的清潔劑或沐浴用品，因為這些清潔產品都會奪去肌膚滋潤、破壞油水平衡。此外，太常接觸粗糙的紙張或皮革等物品，也有可能加劇肌膚乾粗、引起皮脂缺乏症。

想擁有健康美麗的肌膚，理想環境濕度應介於65～75%

如果你覺得最近皮膚特別粗糙、容易乾裂，建議要從飲食與生活作息等根本著手調整，並配合適度的肌活改善膚況，尤其應首重保濕。而為了預防肌膚乾燥，可選用較溫和、低刺激的保濕產品。

一般情況下，**對肌膚最適宜的空氣溼度應維持在60%上下，皮脂缺乏症患者則建議**

調高至65～75%。因此不妨配合使用加濕器適時調整室內環境濕度，避免乾燥。

清潔習慣也要記得簡化，以溫水清潔為主，肥皂、沐浴乳、洗髮乳等沐浴產品為輔，並斟酌使用。此外，用力搓洗肌膚是大忌，請特別留意。

其他可避免肌膚乾燥的生活習慣還包括：做家事須碰觸清潔劑時請戴上手套、以免肌膚原有的防禦機能受損；選擇純棉或絲質等材質柔軟的衣物、避免造成刺激等。

在治療上，皮脂缺乏症與缺脂性濕疹通常會使用保濕劑，若合併發炎症狀，則會開立類固醇。有時為了避免病人搔抓皮膚讓病情惡化，也會視情況配合口服抗組織胺等用藥。但無論是哪一種治療方式，還是強調務必遵從醫師指示、定時定量使用，以達最佳療效。

原因 5 皮膚搔癢症

經醫師諮詢仍有可能中途停藥

很多病人全身奇癢無比卻沒有出疹症狀，常見原因正是「皮膚搔癢症」。顧名思義，這種皮膚病就是會讓患者渾身發癢，卻不見泛紅或起疹子等異狀。有些人可能全身上下都癢，也有些人只在私密部位等區域出現局部搔癢。但無論再怎麼癢，都需切記：**若過度搔抓會導致患部發炎或誘發後續濕疹反應**，絕對不可輕忽。

【成因】

皮膚搔癢症確切的致病機制不明，但一般多認為與皮脂分泌功能衰退、肌膚乾燥缺水所導致過度敏感、容易乾癢的「老年性肌膚搔癢」關係密切。

而除了年齡因素與肌膚乾燥之外，其他成因尚有糖尿病、肝硬化、腎衰竭、惡性淋巴癌等內臟疾患，或是口服藥物、保健食品的使用習慣等；此外，也不排除與精神狀態等心理因素有關。

【處理方式】

如果皮膚搔癢與內臟疾病有關，請把就醫治療列為第一優先（請參見本書第279頁）；若原因出在平常吃的口服藥物或保健食品，就請先諮詢你的皮膚科醫師或藥師，能暫時停藥的藥物就先不要吃，並觀察搔癢有無復發。同時，也切勿未經醫師指示就自行判斷、自行停藥。

至於老年性肌膚搔癢或肌膚乾燥困擾患者，不妨加強保濕並使用加濕器，讓室內濕度維持在最適宜的狀態。其他相關日常保養與預防方式，則可參考前面缺脂性濕疹相關說明。但若癢得受不了，還是請務必儘速至皮膚科就醫。

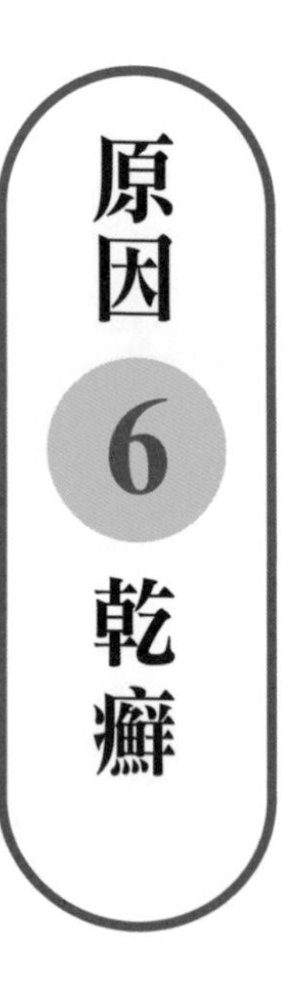

乾癬並不具傳染性

近年來，乾癬的案例急速增加，卻沒有確切成因。這種皮膚病好發於頭皮（請參見本書第164頁）、背部、臀部或手肘等易受外界刺激的肢體部位。

【症狀】

乾癬是角質代謝速度異常所引起，主要臨床特徵為肌膚明顯泛紅，以及表皮細胞快速代謝所產生的大量脫屑。

通常可分為四種常見類型：

「尋常性乾癬」：這是最常見的類型，約78%的乾癬患者屬於此類。病灶主要集中在表皮。

「乾癬性關節炎」：伴隨關節疼痛與關節炎的乾癬，約有13％的患者合併乾癬性關節炎。

「膿皰型乾癬」：發作時多併有高燒和膿皰，佔比約3％。

「乾癬性紅皮症」：會出現全身性紅斑，佔比僅1％。

【成因】

乾癬主要為人體免疫反應失調所引起，當體內「細胞激素（Cytokines）」（又稱細胞介質，是人體免疫系統與神經內分泌系統的主要媒介）異常增生、對身體造成威脅，便會引起組織發炎。有些人的體質原本就容易出現這種自體發炎反應，罹患乾癬的可能性也比其他人來得高。

其他可能的成因尚有：遺傳因素、作息混亂、壓力、肥胖等內外環境因素，這些在本書第3章也略有提及。

由於乾癬並不是細菌、病毒或黴菌等微生物感染所引起，因此完全不會傳染。此外，也因為乾癬不容易自行痊癒，所以一定要及時處理。

乾癬確切病理成因不明，治療得當仍有望大幅改善

乾癬根除不易，但若依序配合「外用藥」、「紫外線療法」、「口服藥」及「生物製劑療法」進行階段式治療，還是能有效控制病情。

①外用藥療法

乾癬的臨床治療目前仍以外用藥為主。常用的有外用類固醇與活性維生素D3，主要作用在於抑止角質細胞異常增生，並具抗發炎功效。若外用藥無明顯療效，則建議改採以下光化學療法或口服藥物治療。

②紫外線療法

可分為全身性及局部光照的紫外線光療。臨床上常使用中波紫外線（UVB）與長波紫外線（UVA）進行光化學治療。

③口服藥療法

主要使用免疫抑制劑（Ciclospolin 環孢素）與口服維生素A酸（Etretinate）。我常用的是免疫調節用藥 Apremilast（商品名稱為 Otezla），能迅速抑制乾癬引起的搔癢。

④生物製劑療法

生物製劑主要是指由生物體製造而成、具有藥理作用的蛋白質製劑。最大特點是不具傳統藥物治療的肝腎毒性，可選擇性作用於免疫系統，但價格昂貴。主要療效為抑止細胞激素作用、舒緩發炎以及重整肌膚代謝週期。常用的有 Adalimumab、Ustekinumab 或 Secukinumab，投藥方式則為皮下注射，以及 Infliximab 點滴。

原因 7 金屬過敏

為何金屬過敏患部會在手掌心？

有位女性患者因為掌心接連冒出一顆顆奇癢無比的小水疱而來看診。她表示曾就近至其他皮膚科看過，但醫生都只說是清潔劑造成的手部皮膚炎，並開了外用藥給她，然而，她卻怎麼擦都沒有效。眼看搔癢毫無改善跡象，跑了一家又一家皮膚科診所也不見好轉，所以最後輾轉來本院治療。

從這位病人的病狀來看，比較有可能是異汗性濕疹或手部白癬所致。進一步細問後，發現她有金屬過敏病史，**曾因金屬材質的飾品誘發肌膚過敏**。除此之外，也得知她只要**接觸不鏽鋼廚具或堅果**、**海鮮類等食物**，手心的過敏反應就會更加嚴重。

稍微有點頭緒後，我決定先檢查患者口腔，果不其然，這位病人有多顆補牙都使用了金屬材質。因此，我給這名患者的診斷結果是：全身性金屬過敏合併異汗性濕疹。

金屬過敏的病徵大多為直接的皮膚症狀，但仍有部分屬於間接反應。

而這種過敏又可分為「接觸性金屬過敏」與「全身性金屬過敏」兩種（請參見本書第210頁）。後者係金屬過敏原進入人體後才引起的過敏反應，例如本例的補牙物質經長時間唾液溶解後，以極微量的成分進入人體並引起排斥，病例不算少見。此外，會在手掌長出小水疱的情形，也大多是由「全身性過敏」所引起。

補牙材料的金屬也不可不慎

我向這位病人解釋，她的症狀是由汗水蓄積在手掌皮膚底層所引起不具傳染性的小水疱，所以不用過度擔心，但如果不儘快治療就有可能導致嚴重脫皮與手部乾粗，並建議她進行貼膚測試，以確認是否真為金屬過敏所致。

檢測結果出爐，證實她對鎳會出現強烈過敏反應。於是我聯絡幫她固定看診的牙醫，一查之下發現她的補牙材質主成份正是鎳，而這致敏物質存在於患者口腔已長達十年。像這種情形，我會提議**請牙醫師直接把補綴物料由鎳換成瓷即可**，不過，由於這種作法對病人來說會產生額外費用與時間成本，因此，是否要採納還是需請本人自行定奪。

最後，因為對搔癢終於忍無可忍，她決定馬上請牙醫師協助將補牙材質全數更換。在那之後過了兩個月，她的水疱與強烈搔癢就獲得控制，並在半年內痊癒、不再復發。

至於全身性金屬過敏的症狀為何常出現在手心？而且，理應從肌膚排出體外的汗水為什麼會無故囤積在肌膚底層？這些現象，至今仍未有明確的解釋。也因此，一旦出現金屬過敏，就要有「長期抗戰」的心理準備，因為找出根源、遠離含有過敏成分的金屬物質與食物，仍是避免肌膚搔癢的根本對策。

原因 8 妊娠肌膚搔癢

孕期的大大小小煩惱，請放心讓醫師知道

懷孕期間身體會出現各種變化，肌膚也不例外。有的人是舊疾惡化，有的則是衍生出從未有過的搔癢症狀，也有很多孕婦會擔心吃藥會對胎兒造成不良影響，所以整天戰戰兢兢。

但我必須告訴各位準媽咪或正處哺乳期的媽媽們：「請把肌膚健康放心託付給你的皮膚科醫師！」**妳不需要獨自煩惱，也不用讓伴侶擔心為難，只要交給專業的皮膚科醫師評估並進行妥善治療，就是安心待產、順利育兒的第一步。**

孕期常見的肌膚搔癢主要有兩種：

①一般的皮膚搔癢

由於懷孕期間體內荷爾蒙會出現大幅變化，便容易促使孕婦原有的肌膚搔癢或舊疾惡化。常見的蕁麻疹、異位性皮膚炎、接觸性皮膚炎、念珠菌感染，或伴有搔癢的滴蟲感染陰道炎等都屬之。

②孕期特有的皮膚搔癢

懷孕過程中出現的強烈搔癢與小紅疹，通稱「妊娠癢疹」。有些人除了奇癢難耐、肌膚泛紅之外，還會併發水疱，此即「妊娠皰疹」。

妊娠癢疹的發作原因不明，但大多與免疫機能下降、肝功能衰退、產後體質改變或荷爾蒙失調有關。除此之外，像是肌膚乾燥缺乏滋潤、肚子變大導致腹部肌膚被撐開等生理性的肚皮搔癢，也是孕期常見的肌膚問題。

【舒緩方式】

肌膚搔癢難耐會嚴重影響睡眠品質、造成精神上的壓力，對母親與胎兒都是有弊無利。所以請務必讓醫師知道自己的懷孕情形，並請醫師進行仔細診斷。孕期中的母體非常纖細敏感，切忌未經醫師許可就貿然用藥。

只要依照醫師建議的用法與劑量用藥，一般治療濕疹或消炎用的外用類固醇是不會對寶寶產生不良影響的。若搔癢較嚴重，臨床上也會配合安全性較高的抗組織胺藥物。

別把小兒科醫師當萬事通

來到產後的哺乳階段，又會有許多**讓人頭痛的嬰幼兒肌膚問題**接踵而來。

我遇過一對夫婦抱著孩子、並在岳父岳母的陪同下，一共五人前來看診。28歲的媽媽看起來很焦慮，其他人表情則都很凝重。因為寶寶患有濕疹，頭皮與臉部肌膚都緊緊覆蓋著一層皮屑、還佈滿搔抓傷口，但軀幹與四肢肌膚看起來則很乾爽、並無大礙。

一問之下，原來他們已經帶孩子看過小兒科，當時醫生診斷為嬰兒濕疹及異位性皮膚炎，然後開了非類固醇外用藥就了事，沒想到回家之後，卻越擦越嚴重。後來他們又到另一間小兒科，醫生同樣斷定是異位性皮膚炎，然後問：

「家人之中或其他親屬有異位性皮膚炎的家族病史嗎？因為這個會遺傳。」另外還說：「媽媽餵母乳，應該有避開蛋或牛奶之類的食物吧？因為也有可能是母乳所含的食物過敏原導致孩子的異位性皮膚炎發作。」

於是，除了這位媽媽對自己「沒控制好飲食」深感愧疚強烈自責之外，身旁患有花粉症的先生也難以倖免，一家人就此展開一連串的嚴格飲食管理——也就是完全不吃雞蛋、牛奶、小麥、蕎麥、花生等「過敏原強制標示項目」中所含的7種食材，只吃少量的蔬果和肉類、魚類，並嚴禁所有外食，也因此，在短短一個月內就掉了7公斤。

甚至，由於發生過媽媽哺乳前吃了外賣熟食導致寶寶喝下母乳後皮膚發癢的事件，他們還一度衝去店裡、嚴正要求店家必須把食物使用材料來源全部公告出來。

此外，這位小兒科醫師開立的外用類固醇雖然有效，但只要一停擦就會反覆復發，讓這位媽媽心力交瘁。沒想到的是，再次回診時，這位醫生還對著快精神衰弱的她冷冷地問：「妳真的沒有讓孩子碰蛋奶類嗎？他的症狀看起來沒有好轉。」

正當這位媽媽為了尋找低致敏牛奶費盡心思四處奔波之際，她的父母也從遙遠的老家憂心忡忡地趕來，並建議她放棄看小兒科改看皮膚科，於是，他們才來到我的診所。

結果，一個月之後，孩子的皮膚炎便痊癒、不再復發，他們也結束了無謂的飲食控制生活，全家人終於得以恢復健康快樂的正常生活。

術業有專攻，請放心讓專業的來

我相信一定也有很多父母有類似的經驗，所以我想藉由上述個案，在此指出一些連醫師也會犯的常見錯誤。

．以第一間醫院為例：

並沒有所謂「嬰兒濕疹」這種皮膚炎。滿周歲前若有皮膚炎症狀，通常是汗疹或尿布疹所致，而以上均可被稱為「嬰兒濕疹」。也就是說，一個醫生會做出「嬰兒濕疹」這種判斷，表示他根本就不知道明確的病名與成因，只想矇混過關。

至於一看就咬定是「異位性皮膚炎」，這點也讓人匪夷所思。首先，異位性皮膚炎，尤其是嬰幼兒感染的異位性皮膚炎，都不是一眼就可以輕易斷定的疾病。以此例來說，孩子感染的應是嬰兒脂漏性皮膚炎而非異位性皮膚炎。

其次，採用「非」類固醇藥物的處方也讓人不以為然。有太多人因為懼怕類固醇，而對「不含」類固醇藥物有著錯誤的美好遐想，但不含類固醇不代表就不會引發過敏，其中也有引起反效果的例子，尤其對肌膚敏感脆弱的嬰幼兒來說，更應慎重其事（相關內容請參見本書第119頁）。

．第二間醫院的誤判：

有關「異位性皮膚炎會遺傳」的說法，也是一個常見的謬誤。你的「體質」可能容易得到異位性皮膚炎，與「直接遺傳」到異位性皮膚炎，完全是兩回事（可參見本書第75頁說明）。

此外，「媽媽吃了致敏食物會透過母乳導致寶寶產生異位性皮膚炎」，這種觀點也是無稽之談。**異位性皮膚炎雖與食物過敏密切相關，但兩者不該混為一談。**

再來，要求哺乳期的媽媽嚴格控制飲食更是荒謬，畢竟營養均衡對母子雙方的健康而言，比什麼都重要。確實，母親吃的食物多多少少會影響母乳的成分，我也接觸過很多喝了母乳後寶寶出現過敏反應的案例，但我要導正大家一個觀念，那就是：**即使媽媽吃了含有過敏原的食物，該成份在母乳中的含量仍不及致敏標準的千分之一。**

與其為了哺餵母乳時而吃得忐忑不安，不如把注意力放在各種營養的適度攝取，反而能有效提升孩子的抵抗力。但如果遇到孩子喝了母乳後皮膚持續泛紅、呼吸不順之情形，就要趕快向過敏專科皮膚醫師尋求協助。

事實上，只要依照我為嬰幼兒特別設計的肌活，配合類固醇預防療法（詳見本書第78頁介紹）、食物過敏原檢測、食物經口負荷試驗與嬰兒過敏檢測等，就能釐清食物過敏與嬰幼兒異位性皮膚炎的相關疑慮，並讓孩子的皮膚問題獲得改善。

身為醫師，只要不夠謹慎或稍有疏失，就可能本末導致，造成病人與家屬深陷無盡苦海。所以，從事醫療工作者務必引以為戒，對每位病人都必須謹慎行事，期以幫助病人從病痛中解脫、恢復原有生活品質為最大目標。

原因9 內臟相關疾病

總覺得哪裡不適但又只感受到「癢」，到底是為什麼？

只要電視一播出「皮膚搔癢與內臟疾病」的相關內容，就會讓許多觀眾緊張起來，擔心自己是不是內臟出現了什麼病變（相關內容請參見第234頁）。

【成因】

近年研究證實，**內臟疾病之所以與肌膚搔癢有關，關鍵就在於俗稱「腦內啡（β-Endorphin）」的內生性鴉片類胜肽（Opioid Peptides）分泌（可參考本書第146頁之說明）**。

腦內啡具有卓越的鎮靜止痛效果，只要受傷或面臨壓力，身體就會自動分泌。所以當人體器官出現異常，大腦便會發出訊息、釋放大量的腦內啡以緩解身體的疼痛。

不過，人體負責感知「癢覺」的神經末梢也佈有腦內啡接受器，所以當大腦下令分泌大量腦內啡，這些位於癢覺神經末梢的腦內啡接受器就會持續受到刺激，並將訊息傳遞至大腦，繼而誘發強烈搔癢。

由於大腦中也存在著腦內啡接受器，所以大腦也會對癢有所感知。

也因此，在這裡要提醒大家，不需要把肌膚搔癢和內臟疾病做過度聯想。但若皮膚出現莫名搔癢、實行肌活後超過一個月還不見改善、卻又沒有其他明顯異常，那就不排除為**腎功能衰竭**、**糖尿病**、**甲狀腺疾病**、**惡性腫瘤**、**肝功能障礙**等問題所致，請務必儘速就醫，對症求診。

原因10 蚊蟲叮咬

蚊蟲叮咬引起搔癢的例子看似常見，實際上卻不易察覺

「醫生，請幫我看看孩子上半身皮膚究竟出了什麼問題？他一直說好癢……」一位媽媽帶著唸小學的孩子來找我看診。我看了一下，發現孩子身上確實佈滿一顆顆紅疹，而分佈區域明顯是背心覆蓋的位置，讓他非常難受。

這是俗稱的「毛毛蟲皮膚炎」，當皮膚接觸到蟲體的毒針毛，就會引發相關過敏反應。最常引起毛毛蟲皮膚炎的就屬茶毒蛾的幼蟲。茶毒蛾從孵化、幼蟲、化蛹直到成蟲，一生都帶有毒針毛，而最需要注意的便是幼蟲時期。一隻毛毛蟲身上就有數十萬根毒針毛，每根長度僅有0.1 mm，並且常常好幾十條聚集在椿樹等樹木上，簡直就是毒針毛的大本營。

也正因為毒針毛非常容易脫落隨風飄散，所以就算未直接接觸蟲體，只要站在樹下或經過毛蟲群聚的樹木附近，就有可能被吹拂而來的毒針毛附著，並在穿透衣物纖維縫隙、將毒液從毛腔注入體內之後，導致皮膚出現紅疹、腫脹、引發劇烈搔癢。

我們回頭來看本案例，這位媽媽曾將孩子的背心翻面晾在室外，也許就是因為這樣，讓隨風吹來的毒針毛附著在背心內側；而孩子在穿上這件沾滿毒針的背心之後，一整天下來，當然就引發毛毛蟲皮膚炎。

這種皮膚炎若沒有及時處理，很容易蔓延到全身，甚至拖上好幾個月，因此務必及早治療。須特別注意的是，**坊間的皮膚藥對毛毛蟲皮膚炎通常沒什麼效果**，所以請務必求醫，並依醫師處方指示使用外用類固醇或抗組織胺軟膏，才是安全又有效的做法。

補充說明一點，茶毒蛾幼蟲一年有兩次孵化期，一次約在5到6月，另一次則常見於8至9月間。

蚊蟲叮咬與肌膚搔癢的關聯算是很好理解，但也可能像上述情況，一開始完全找不出病因的案例，所以提醒各位切莫大意。

蚊蟲叮咬處理須知

被蚊蟲叮咬或扎傷，常伴有下列風險：

①伴隨呼吸困難引起過敏性休克

②感染對人體有害的病毒或細菌

③搔抓恐導致結節性癢疹

被蟲咬後，若不由自主反覆摳抓促使症狀加劇、讓患部出現突起的丘疹或硬疣，這便是「結節性癢疹」。若不加以根治，強烈搔癢甚至會持續好幾年。

大致說來，會伴隨劇痛的蟲咬來源包括蜜蜂、蜈蚣等，而容易引起搔癢的常見蚊蟲則有蚊子、蟎蟲、跳蚤和蝨子等。

・蚊子

搔癢或起疹程度較輕微，盡量避免搔抓，通常過幾天便可自行痊癒。每年5～10月為白線斑蚊（黑斑蚊屬）高峰期；家蚊則多出現在3～11月。而目前最常見的就屬常年棲息於地下室等環境的地下家蚊，一年四季均可發現其蹤跡。

・蟎蟲

比較常見的室內吸血蜱蟎，以好寄生於鼠類的鼠蟎為主。

而潛伏於棉被毛毯的塵蟎則不具吸血性，但其屍體或排出的糞便容易刺激肌膚引起過敏反應與皮膚搔癢。至於疥蟎的相關介紹，可參閱本書第230頁。

・跳蚤

跳蚤中最常見的就是透過貓接觸傳染的貓蚤，每年6～9月間為跳蚤孵化之高峰期，家中有飼養貓咪的人務必多留意。

・蝨子

蝨子對人體與健康的危害在本書有相關探討。頭蝨的應對與處理方法不妨參考本書第169頁；陰蝨則可翻閱第229頁，皆有詳盡解說。

【處理方式】

蟎蟲、跳蚤與蝨子誘發的搔癢和皮疹都相當頑固難治，若患有這類型皮膚炎，**建議可先冷卻患部、避免搔抓，以免造成不必要的傷口**，並應儘速至皮膚科就診。治療上常用的藥物則有抗組織胺以及消腫用的外用類固醇等。

【作者簡介與經歷】

豐田雅彥（Toyoda Masahiko）

一九九〇年，富山醫科藥科大學（今富山大學）醫學系畢業。隨後亦於同單位進行皮膚科醫師實習與研修。

一九九四年～一九九六年，赴美國波士頓大學醫學皮膚科學研究所深造，專攻皮膚老化與神經等相關領域。

一九九六年，在美國華盛頓研究皮膚科學年度總會國際會議中，以《色素細胞與神經連結》之研究共同獲頒「最優秀研究獎」。

二〇〇二年，在巴黎國際皮膚科學會，以《環孢素如何達成異位性皮膚炎的搔癢抑制效果與機制》拿下「臨床部門研究卓越獎」。

二〇〇三年起，擔任富山大學皮膚科講師。

二〇〇四年，在美國邁阿密國際皮膚科學會再度以《抗過敏劑搔癢抑制之全新機制》之研究榮獲「研究部門個人獎」。於國際皮膚科學會分別囊括「臨床部門」與「研究部門」雙料世界首獎，在當時是全球首例。

二〇〇五年，URUOI 皮膚科診所開業。

以協助患者解決肌膚搔癢為畢生志業，為每位前來看診病患竭盡所能、盡心盡力。

截至目前已發表1800餘篇醫學論文、為眾多醫療書籍執筆。一年最多可達兩百五十場以上的學術發表、衛生單位講座及專題演講等，遍及國內外。不但是日本皮膚疾病、搔癢治療與漢方醫學先驅，並對相關領域學術發展及啟蒙教育有極大貢獻。

日本皮膚科學會認可之皮膚專科醫師、日本過敏學會認定之專科醫師、日本和漢藥學會理事、日本研究皮膚科學會理事、日本型態研究學會理事。亦為日本美容皮膚科學會、日本乾癬學會、日本皮膚免疫過敏學會、日本皮膚病理組織學會、日本皮膚惡性腫瘤學會、The Society for Investigative Dermatology、Federation of Clinical Immunology Societies 等單位之會員。

合著及共同編寫書籍包括《透析東洋醫學！帶你認識九位漢方名醫》（現代書林）等多部著作。

台灣廣廈國際出版集團
Taiwan Mansion International Group

國家圖書館出版品預行編目（CIP）資料

自己的皮膚自己救！：1分鐘活化肌膚！全球臨床與研究冠軍名醫的「救膚養肌術」，教你改變膚況、根除皮膚問題！ / 豊田雅彥著；林妍蓁譯. -- 初版. -- 新北市：蘋果屋, 2019.11
面； 公分
ISBN 978-986-96485-1-6（平裝）
1.皮膚科

415.7 108012346

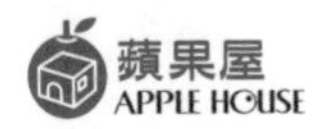

自己的皮膚自己救！

1分鐘活化肌膚！全球臨床與研究冠軍名醫的「救膚養肌術」，教你改變膚況、根除皮膚問題！

作　　者／豊田雅彥
翻　　譯／林妍蓁
編輯中心編輯長／張秀環・**執行編輯**／王淳蕙・金佩瑾・陳冠蒨
封面設計／何偉凱・**內頁排版**／菩薩蠻數位文化有限公司
製版・印刷・裝訂／東豪・弼聖・秉成

行企研發中心總監／陳冠蒨
媒體公關組／陳柔彣
整合行銷組／陳宜鈴
綜合業務組／何欣穎

發 行 人／江媛珍
法 律 顧 問／第一國際法律事務所 余淑杏律師・北辰著作權事務所 蕭雄淋律師
出　　版／蘋果屋
發　　行／蘋果屋出版社有限公司
地址：新北市235中和區中山路二段359巷7號2樓
電話：（886）2-2225-5777・傳真：（886）2-2225-8052

代理印務・全球總經銷／知遠文化事業有限公司
地址：新北市222深坑區北深路三段155巷25號5樓
電話：（886）2-2664-8800・傳真：（886）2-2664-8801
網址：www.booknews.com.tw（博訊書網）
郵 政 劃 撥／劃撥帳號：18836722
劃撥戶名：知遠文化事業有限公司（※單次購書金額未達500元，請另付60元郵資。）

■出版日期：2019年11月
ISBN：978-986-96485-1-6